北京养老护理员初级职业技能鉴定用书

养老护理员

（基础知识与初级技能）

（第二版）

北京市民政局社会福利管理处
北京市社会福利行业协会　编
北京市养老服务职业技能培训学校

编委会：孟　钧　　李绍纯　　杨会英
　　　　魏小彪　　彭嘉琳　　黄剑琴
主　编：黄剑琴　　彭嘉琳
参编人员：白继荣　　黄剑琴　　彭嘉琳
　　　　　李玉珍　　张继英

U0224195

中国协和医科大学出版社

图书在版编目（CIP）数据

养老护理员：基础知识与初级技能/北京市民政局社会福利管理处，北京市社会福利行业协会，北京市养老服务职业技能培训学校编. —2 版. —北京：中国协和医科大学出版社，2010.7

ISBN 978 – 7 – 81136 – 392 – 0

Ⅰ．①养…　Ⅱ．①北…　②北…　Ⅲ．①老年医学：护理学

Ⅳ．①R473

中国版本图书馆 CIP 数据核字（2010）第 126214 号

养老护理员（基础知识与初级技能）（第二版）

编　　者：北京市民政局社会福利管理处
　　　　　北京市社会福利行业协会
　　　　　北京市养老服务职业技能培训学校
责任编辑：何海青

出版发行：**中国协和医科大学出版社**
　　　　　（北京东单三条九号　邮编100730　电话65260431）
网　　址：www. pumcp. com
经　　销：新华书店总店北京发行所
印　　刷：北京玺诚印务有限公司

开　　本：850×1168 毫米　1/32 开
印　　张：7.625
字　　数：150 千字
版　　次：2010 年 9 月第二版
印　　次：2019 年 1 月第五次印刷
定　　价：15.50 元

ISBN 978 – 7 – 81136 – 392 – 0

一 版 序 言

　　我国社会经济的发展，人民生活的改善，医疗保健事业的进步，使许多急慢性病得到有效的控制，人均寿命增长，老年人口逐年增加，预计在未来 25 年内全国老年人口比例将达到 14%。北京是发达城市，老年人口将更多。面对这样的社会问题，北京市人民政府高度重视老年福利事业的发展，已形成三级养老网络，旨在保证众多的老年人能安度晚年，保持愉快、健康的生活。但由于缺乏合格的养老护理人员，影响老年人的安全与健康。

　　根据"养老护理员国家执业资格"的精神编写的这本养老护理员试用教材正是针对目前缺乏合格的人员应运而生。本教材既有讲述老年人特点的知识，又有如何照顾好老年人生活的技术，是科学与实用结合的教材。

　　老年人的生理与心理状态与成人不同，不仅表现在外观与体态上，同时，人的各个系统都有明显的衰退与变化，如果护理老人的人员不了解这方面的知识，则可能由于缺乏应有的防范措施而造成老人的意外事故如跌倒、烫伤等。另一方面，老年人的心理变化更应重视，诸如有些老人出现急躁、多疑、抑郁等情绪波动时，护理员如能理解，即可在需要时予以耐心的劝解与安慰。

　　对老年人日常生活照料中所需的护理技术本书也有详细介

绍，这些技术是照顾好老人的重要实用部分，护理员必须熟练掌握才能运用自如。

为了保障老人的权益和护理员的安全服务，本书在开篇时系统地介绍护理职业道德及有关法律法规，这些都是各类养老机构和养老护理员必须理解和遵循的。在我国正在兴起的养老事业中，对养老护理员的培训必须强调法与职业道德的重要性。

本书的编写人员有北京大学、中国协和医科大学护理学院和部队系统的护理教学者，也有从事多年老年护理工作的管理者，他们深知如何编写使教材深入浅出通俗易懂。因而此书不仅可用于养老院、社区、卫生团体等培训养老护理员之用，也可以作为家庭保健书籍，供有老人的家庭或照顾者参考。我相信，此书的出版将为老年人提供大批优秀的养老护理员，从而促进更多老年人的健康长寿！

中华护理学会名誉理事长

南丁格尔奖章获得者

林菊英

2002 年 3 月 8 日

再 版 前 言

21世纪是全球人口的结构进入老龄化的时代。人口老龄化是一个世界性问题。我国人口老龄化也呈现高速度发展的态势，本世纪上半叶将达到峰值。2009年底我国60岁以上的老年人口已达1.67亿，占总人口的12.5%。北京市老年人口现已达254万，占全市总人口的15%，预计在2020年老年人口将增加到总人口的20%。这种人口老龄化的现状和发展趋势，表明了老龄问题已成为重大的社会问题。解决老年人的经济保障、医疗保障、护理保障是国家、社会密切关注的重要课题，也是每个家庭和个人都应关心和面临的问题。我国政府十分重视老年人的问题，近年来民政部推行和加强养老福利机构的建设和管理，对改善社会养老服务设施发挥了巨大的作用。北京市也出台了一系列老年人优待政策。国家、社会为使老年人能得到良好的、科学的生活照护，达到健康老龄化，使老年人能健康长寿，健康岁月延长，在生命的晚期或有伤残和功能丧失的时间缩短，晚年生活积极而有意义，提高生命质量，急需一大批经过专业培训的既懂老年人生理、心理特点，又懂老年人照护技术的"养老护理员"。

在这个历史背景下，我们经过大量调查研究，并组织北京大学护理学院、中国协和医科大学护理学院、中国人民解放军医学考试中心和北京市社会福利机构从事多年护理教育与管理的资深护理专业人员编写了北京市养老护理员职业技能鉴定专用书

《养老护理员（基础知识与初级技能）》并于 2002 年 6 月出版，用于养老护理员职业技能培训。该书受到了广大读者的欢迎，几年来已用该教材为北京市培训出数千名合格的养老护理员，为养老服务事业作出了贡献。为了更好地适应当前形势，我们又组织有关专家按照《"养老护理员"国家职业标准》和北京市职业技能鉴定的要求，对有关章节进行补充和修改，以满足培训工作的需求。再版的教材将更加适应学员的文化水平和实际工作需要。

再版教材全书共分 9 章：第一章　养老服务的职业道德；第二章　老年人照护的基础知识；第三章　老年人日常生活的照护；第四章　老年人健康状况的观察；第五章　老年人常见疾病的照护；第六章　老年人患病常用治疗的照护；第七章　老年人感染的预防；第八章　老年人临终的照护；第九章　照护文件的书写。

本教材遵循科学、严谨、求实的精神，根据初级养老护理员的实际情况，既体现了知识的系统性、完整性，又突出实用性和可操作性，文字流畅，通俗易懂，适用于各级养老机构、老年病医院、社区、家庭的从事养老照护人员使用，也可作为家庭常备的老年人自护的指导用书。

由于编者水平有限，再版中疏漏之处在所难免，恳请广大读者，养老护理界同仁提出宝贵意见，以便改进。

编　者

2010 年 6 月

目　　录

第一章　养老服务职业道德

第一节　道德与职业道德基本知识

一个人生活在社会之中，为了生存和理想的需要，都会参与社会劳动。不论从事哪种工作和职业，都应遵守其活动中的行为规范，我们称这种行为规范为"职业道德"，如救死扶伤，发扬革命的人道主义是医务人员的职业道德；不怕牺牲、英勇奋战，保卫祖国和人民的安全是军人的职责和职业道德。

随着现代社会的文明进步，科学技术的蓬勃发展，人民素质的提高，职业道德就越显得重要，加强职业道德的教育与修养，是每位从事社会劳动的人所必需的，这对建设我们现代文明的国家、文明的社会也是至关重要的。

一、道德

（一）什么是道德

道德是调整人与人之间、个人与社会之间关系的行为规范的总合。

道德是伦理学研究的对象。它是一种普遍的社会现象，没有道德，社会就不能健康发展。我们每个人都生活在一定的社会环境之中，必须与他人发生着这样或那样的联系，建立一定的社会关系，如同事之间的关系，上下级关系，父母与子女之间的关系，职工与企业之间的关系等。这些各种各样的关系是错综复杂的，有时会很和谐，有时又会发生许多意想不到的矛盾，影响社会或家庭乃至国家的稳定，这就需要有一定的规范、准则来调整这种关系。道德的作用就在于通过确定和执行一定的行为规范，保持人的行为与社会秩序的合理稳定。道德作为行为准则，引导人们知道怎样选择自己的行为，怎样调整彼此之间的关系，怎样做人，树立什么样的人生观、价值观，判定自己的行为是有利于社会、有利于人民，还是只利于自己，甚至给他人和社会造成危害。每个人都应根据道德这个行为准则做出自己的选择。

道德重在行为的实践。行为实践是评价道德的唯一标准。

（二）道德的特点

1. 道德具有明显的社会性

道德融于各种社会关系之中，并广泛的干预人们的社会生活。人在社会中生活，要和其周围的人和事发生联系，无论是哪个阶层、哪个民族、哪个团体或个人，都要接受和遵循全社会公认的道德规范，这样才能培养出良好的社会风气。在现代文明社会，人们普遍认为见义勇为、舍己救人、维护公共卫生、助人为乐等行为是良好道德的行为体现，而见死不救、打架斗殴、乱扔垃圾、不遵守交通规则等则是不道德的行为。所以，良好的道德被人们普遍接受，人们会自觉地用道德的准则来评价一个人的行为。道德以其准则影响着我们的生活，具有其明显的社会性。

2. 道德依靠社会舆论和个人信念发挥作用

法律是靠强制的措施来维持社会的安定，而道德则是通过舆论和个人信念来维护社会的稳定和发展。社会舆论主要是指利用新闻媒体，如电视、广播、报刊等舆论工具对人的行为、社会现象进行评论。它可以运用各种形式表彰好人好事，抨击社会丑恶现象，营造社会压力，使人们认识到什么是道德的行为，什么是不道德的行为。

个人信念主要是指一个人对周围世界的理解和看法，并以它们作为自己生活中的指导，用它来判断是非、善恶、荣辱的观念。个人信念的形成来自不同教育的培育，不同的信念决定着一个人在碰到某种事件时做出的不同行为反应。一个具有健康信念的人，在面临复杂的社会环境时能分清正确与错误，并促使自己自觉的选择道德行为。

在同样的社会环境条件下，对待同一事件，不同的人所采取的态度、行为是不同的。良好的社会舆论和健康的个人信念将推动道德的发展。

3. 道德的发展具有传统性

道德随着社会的发展而发展，道德是经济基础的反映。有什么样的社会经济关系，就有什么样的社会道德关系。道德的发展常是以先进的思想成果为基础，历史上被人们肯定和赞扬的道德，会在社会的发展中被继承下来。如我国的"孝敬父母"这一道德规范很久以前就已产生，但经过多次社会变迁，直到现今社会"赡养父母"、"尊敬师长"仍是做人的本分，社会的美德。这就是说道德的发展不仅具有时代的特征，而且也具有传统性，因为它也包含着过去的时代所形成的，各阶层都应遵循的那种道德准则。

在现今社会条件下，我们要发展创建文明社会，就要继承历史上一切优秀的道德传统，按照社会公众的利益需求，保留其"精华"，舍弃"糟粕"，建立现代社会的新道德。

（三）社会主义公民道德建设的内容

社会主义公民道德建设的内容包括，1 个核心、1 个原则、5 个基本要求和 3 个道德领域。

1 个核心，即为人民服务。为人民服务作为公民道德建设的核心，是社会主义道德区别于其他社会形态道德的显著标志。它不仅是对领导干部的要求，也是对广大群众的要求。每个公民不论社会地位、分工如何，能力大小，都要在本职岗位上通过不同形式做到为人民服务。

1个原则，即集体主义。在我国现今社会，人民当家做主，为保持国家利益、集体利益、个人利益的一致，集体主义就成为调节三者利益关系的重要原则。

5个基本要求，即爱祖国、爱人民、爱科学、爱劳动、爱社会主义。这5个基本要求是每个公民都应承担的法律义务和道德责任。它引导人民发扬爱国主义精神，提高民族自尊心、自信心、自豪感，以热爱祖国、报效人民为最大光荣，以损害祖国利益、民族尊严为最大耻辱，提倡学科学、用科学，艰苦奋斗、勤奋工作，反对封建迷信、好逸恶劳。

3个领域，即家庭美德、公共道德和职业道德。

（四）我国公民基本道德规范

人无德不立，国无德不兴。党中央印发《公民道德建设实施纲要》（简称《纲要》）是全党、全国人民思想道德建设的重要纲领，公民道德建设是全民族的道德建设，"公民"这个特殊的称谓，强调不同部门、行业、层次的道德共性，从最基本的道德观念和道德行为规范入手，力求使全社会形成最大的道德共识，为推进建设现代化社会主义强国创造最必要的道德条件。

《纲要》把公民基本道德规范集中概括为20个字："爱国守法、明礼诚信、团结友善、勤俭自强、敬业奉献"。《纲要》提出的20个字可以再细分为这样10个道德规范即：爱国、守法、明礼、诚信、团结、友善、勤俭、自强、敬业、奉献。努力提高全民道德素质，促进人的全面发展，培养一代又一代有理想、有道德、有文化、有纪律的社会主义公民。

公民道德这10个基本规范，在调整全体公民个人与个人、个人与社会、个人与国家的关系中，各有不尽相同的功能，大致说来可以对这些功能作这样的认识和划分：

1. 爱国守法

"爱国"是规范公民与国家的关系；国家是人民群众最高利

益的象征和代表，爱国是每个公民的天职和第一义务。维护国家的统一，保卫国家的利益是每个公民的自觉行动。爱国不是一句口号，而是一种责任，"国家兴亡、匹夫有责"，每一个爱国的人有责任为祖国，为民族尽忠效力。

"守法"是"爱国"规范的延伸，它规范了公民与国家秩序的关系，即把"守法"作为公民对国家的道德责任的"底线"。法律是国家纪律的集中表现，是约束人的行为准则。我国是法治国家，人们必须具备很强的法律意识，有必备的法律知识，认真执行各项法令、法规和各项规章制度。俗话说："没有规矩，不成方圆"，自觉守法是现代社会文明教养的基本要求，是保障社会秩序稳定发展的条件。

2. 明礼诚信

"明礼"规范了公共场合的公共道德行为。礼是文明的表现，明者，懂也，实践也。

"明礼"是指在公共场合或家庭、职业场所都应当讲究起码的礼节、礼仪和礼貌，在社会活动中要注意自己的言谈举止文明、行为得体、适宜，如爱护公物、维护公共秩序、遵守交通规则、不随地吐痰、乱丢垃圾、不大声喧哗等。

"诚信"主要也是规范公共关系中的道德行为，是对"明礼"规范的进一步深化和"升华"，即古人所说的"礼于外，诚于内"，它的基本内容是诚实、诚恳、信用，也就是待人以信，取信于人，对他人给予信任。如果说文明礼貌是人际关系的滑润剂，诚信就是我们为人的根本，诚信是一个人品德的重要表现。不诚不信，将无法群处。

3. 团结友善

"团结"规范了公民与公民之间的道德关系，强调公民之间的亲和力。其基本内容是指在追求共同理想的目标上，人们通过弘扬团队精神，形成全民族、全社会的凝聚力，"团结就是力量"充分体现了团结的作用。

"友善"与"团结"是同一层次的道德规范，功能也是相类似的，但更加注重公民个人之间的道德关系。友善是指友好，友谊，善良，与人为善等。友善是人际交往的桥梁，从友善中人们体会到关心、爱护、尊重。

4．勤俭自强

"勤俭"是对公民个人提出来的道德要求，勤俭的基本内容是勤劳、勤奋、勤快、俭朴、节俭，它更多地在公民个人的行为中表现出来。一个具有正确人生观的人，必然是一个热爱劳动的人，努力学习的人，在生活消费上量力而行，量入而出，不盲目攀比，不赶时髦。在生活中节俭而不吝啬，大方而不浪费。

"自强"也是对公民个人的道德素质提出要求，其基本内容是自尊、自立、自励、奋斗不息。表现出个体的顽强毅力和不屈不挠的精神风貌，大力提倡积极向上、坚忍不拔、勇于拼搏的精神。

5．敬业奉献

"敬业"是规范公民与职业的道德关系。"业"就是360行，行行出状元，敬业者就是行里的状元。敬业的核心就是对工作认真负责、精益求精，尽职尽责。它要求每个从业人员立足本职，干一行，爱一行，努力造福社会。

"奉献"这是每个公民特别是国家工作人员应具备的道德，克己奉公、办事公道、助人为乐、服务社会、造福人类，这是社会主义职业道德的最高境界，也是做人的最高境界。我们应大力提倡以积极、自觉地以为社会奉献为荣的道德观。

公民道德10个基本规范的功能，只是从基本的方面着眼的，在实际的公民社会的道德实践中，各个公民道德规范的功能往往是互相渗透、交叉并行的，因此，对公民道德规范的具体功能不能作绝对化的认识和划分，而是学习和认识其内容的精髓，从而努力加强自己的道德修养。

二、职业道德

（一）什么是职业道德

职业道德就是人们在从事职业活动范围内所遵守的行为规范的总合。

职业道德是高度社会化的角色道德，也是现实社会的主体道德。人生活在社会中，社会要发展，人要生存维持其生计，就要从事各种生产活动，充当着各种不同的社会角色，如农民种地，工人做工，商人经商，教师执教等，这种社会活动就是职业。在这些活动中人们不但获得报酬维持生活，同时还对社会承担着责任，这种责任影响着人们对从事这种职业的认同。

任何个人在职业的活动中都必须遵守这个行为规范。如忠于职守，为人民负责是各行各业职业道德的基本规范。社会生活中有多种职业，各种职业都有其职业的特点，也就有不同的要求和职业道德，如法院办案必须以事实为依据，法律为准绳，秉公执法；而医务人员的职业道德则是以"病人第一"为原则，若一位医生见死不救，就会受到人们乃至全社会的谴责。因此，职业道德是每个从业人员在职业活动中的行为要求，也是这种行业对社会所承担的道德责任和义务。

（二）职业道德的特点

1. 具有时代的特征

人类社会自从有了职业的分工，就有了职业道德。早期职业道德多注重个人的修养，有什么样的师傅，就会带出什么样的徒弟，这样的道德行为世代相传，形成了从事这种职业的人们较稳定的职业心理和职业习惯。随着社会的发展，社会职业已形成多层次的特征，职业角色也成为一种群体角色，职业道德也就成为一种群体道德。因为职业从业人员多、范围广、层次多，对全社会的影响力也就相应的增大，因此职业道德具有明显的社会时代特征。

2. 具有社会的示范性

职业道德虽然是针对各种不同的职业特点而建立的，充分地体现了这个职业的道德要求，但这些道德要求是社会所公认的，具有与公众共同的道德观念，所以职业道德实质上也是一种社会公德，是社会公共道德在职业中的体现。这种道德是人们所期望的，对社会具有公共性和示范性，如女公安局长任长霞在她的职业行为中，体现了忠于职守、伸张正义、扫除邪恶、为民除害的公安干警的良好职业道德的光辉形象，为大家树立了一个优秀的榜样。

3. 具有社会实践性

职业道德行为实践不是空话，可以公约、守则的形式具体化，成为可以实践的具体的规范要求。因为社会职业的多种多样，职业道德的内容也就千差万别，为了便于理解和执行，各行各业一般都根据本行业的特点和要求、具体的职业环境和职业条件，以及从业人员的素质，制定出行业的公约或工作守则等。这些规章制度和条款，把职业道德具体化、规范化、通俗化，使它具体明确，具有可操作性，既便于职工在职业活动中遵守执行，也便于职工和有关机构对职业道德履行情况做出评价。

职业道德是一种群体道德，是各行各业的道德的总合，因此它可以反映社会的道德风尚。良好的职业道德可起到促进社会良好的风尚，推动社会的发展，促进个体的进步与发展的作用。只要每个人都能"从我做起"，将职业道德贯彻于行业之中，各行业若都有好的风气，就能汇成整个社会的良好风尚。良好的社会环境不但促进社会精神文明建设的发展，同时也大大地提高人们的工作效率和工作质量，对社会的经济、科学技术的发展起到推动的作用。

　　良好的职业道德素质要通过职业道德教育，使从业人员了解本职业的道德要求。当一个员工知道自己在本职业活动中应该如何做才是正确的，才能得到人们的认可时，就能激发人们的工作热情，以主人翁的精神状态对待工作，在工作中积极进取、钻研业务、全身心地投入到职业活动中。他们良好的工作成果和道德风貌将会得到社会的肯定，对职业的热爱和荣誉感，也将更加促进他们个体的进步和发展。

第二节　养老护理员的职业道德

一、养老护理员的职业特征

　　养老护理员是以从事老年人生活照顾为主要内容的护理服务人员。

　　养老护理员的基本任务：

　　1. 为健康老年人提供必要的生理、心理、社会需求的服务。

　　2. 为患病的老年人或有肢体、器官功能障碍的老年人提供基本的生活服务、初级保健和肢体辅助功能锻炼。

　　3. 协助医务人员进行必要的治疗和护理活动，如常规的药物治疗、清洁与消毒、个人卫生、压疮的预防等，以满足老年人身心整体健康状况的需要。

　　4. 帮助需要临终照料的老年人减轻身体、心理、社会方面的痛苦，并为其家属提供心理的支持。

　　因此，从事养老护理员工作不但需要扎实的护理理论基础、熟练的照护操作技术，还要有良好的职业道德，方能满足工作的要求。

二、养老护理员的职业守则

（一）尊老敬老、以人为本

老年人是我们幸福生活的开拓者，我们今天所拥有的一切，都包含着老年人的劳动成果。他们经历了艰苦卓绝的二万五千里长征，烽火硝烟的八年抗战，夺取最后胜利的解放战争，迎来了一个新中国的诞生。新中国成立后，祖国的建设又有多少可歌可泣的丰功伟绩，凝结着老一辈的心血和汗水。他们是植树人，为我们留下了一片绿荫。当我们享受这幸福生活时，他们年龄大了，离开了为之奋斗了多年的工作岗位，但他们仍是英雄，是社会的功臣，理应受到全社会的尊重和爱戴。作为后辈，在我们享受美好生活的同时，有责任帮助他们，用我们的劳动，使老人们愉快、幸福地生活，安度晚年。

中华民族历来就有尊老敬老的优良传统，两千多年前孔子就教育后代，不但要养护老人，而且要尊敬和孝敬老人。我国已经进入老龄化社会，现今我国 60 岁以上的老年人已超过总人口的1/10。这充分的说明我国社会的进步、经济的发展，人民生活水平和健康水平的提高，使人的寿命得以延长。老龄化社会对国家、社会、家庭提出了新的挑战，如何使得老年人"老有所为、老有所养、老有所学、老有所乐、老有所医、老有所终"，这是我们全社会、每个人、每个家庭都要面临和解决的重要问题。我们国家为保障老年人的权利，制定了不少法律、法规和政策，建立了许多养老服务机构，以保证老年人能得到良好的社会照顾。在一些地区，为了老年人在养老机构中，能真正地享受到优质的服务，把"以人为本"落实到每项工作中去，还制订了相应的服务标准，这些都体现了我国对老年人工作的重视。养老护理员是直接承担着照顾老年人的工作，其工作不仅是对老年人的照料，而且担负着国家、社会和老年人家庭对老人的关怀，所以在工作中要处处为老年人着想，在实际行动中真正体现出以老人为本的服务理念，使老年人从养老护理员的工作中感受到全社会的尊敬与关怀。

（二）服务第一、爱岗敬业

养老护理员的工作与众多服务性行业的工作一样，是以为他人服务作为自己的工作内容。服务第一就是把为集体或他人工作放在第一位。养老护理员的工作对象是老年人，那就是说为老年人的服务应是第一位的，老年人的需要就是对养老护理员的工作的要求，时时处处为老人着想，急老人所急，想老人所想，全心全意为老年人服务是养老护理员素质的基本要求，只有树立"服务第一"的思想，把它作为自己工作行为的指导，并把它落实到实处，才能赢得老年人的信任和社会的赞誉。

热爱本职是一种职业情感，只有爱岗才能敬业。也就是人们对所从事的职业的情绪和态度。职业工作者以正确的态度对待自己的工作，认识到本职业对社会的意义，努力培养对自己所从事的工作的荣誉感、责任感，从而热爱本职工作。只有这样才能全身心投入职业活动中，努力学习服务的专业知识和技术，不断提高自己的服务水平，在平凡的岗位上，做出不平凡的业绩。一个人的社会地位、社会荣誉从根本上说，并不取决于自己的职业。在我们的社会里，任何职业岗位上的人，只要他努力为社会做出贡献，都会得到社会的承认和尊重。如大家熟悉的劳动模范时传祥、张秉贵、李素丽等，他们在平凡的工作岗位，都做出了不平凡的事迹，获得了国家、社会给予的崇高荣誉，也赢得了人们的尊重。养老护理员的工作是平凡的，但它是社会不可缺少的。养老护理员只有热爱本职工作，才能做好自己的工作，赢得社会的尊重。

（三）遵章守法、自律奉献

遵章守法首先是树立严格的法制观念，认真学习和遵守国家的法律、法令，学习和遵守有关尊老、敬老和维护老年人权益的法律、法规，使自己的一言一行，都符合法律、法规的要求，作一个遵章守法的好公民。同时还要遵守社会公德，遵守社会活动中最简单、最起码的公共生活准则，努力做到"爱国守法、明礼诚信、团结友善、勤俭自强、敬业奉献"，遵守养老护理员的职业道德和工作须知，爱老、敬老，热忱地为老年人服务。

自律奉献首先是严格要求自己，一事当前先为老人着想，把为老年人服务作为自己行动的准则，摒弃一切不利于作好本职工作的思想和行为，把自己的青春和才能奉献到为老年人服务的光荣事业中去。同时还要积极进取，刻苦钻研，努力学习和掌握对老年人护理的技能和方法，不断提高养老护理工作的质量。

三、养老护理员的职业素质基本要求

（一）礼仪要求

礼仪是指人们在社会交往活动中共同遵循的，最简单、最起码的道德行为规范。它属于社会公德的范畴。礼仪是一个人文化修养、精神面貌的外在表现。"礼仪"包括礼节、仪表等内容。"礼节"是在交际场合，送往迎来相互问候、致意等方面惯用的形式，而"仪表"则是指人的外表，包括容貌、姿态、风度、服饰等内容。礼仪应遵从尊重他人、适度自律的原则。

一个人在社会生活中，要与他人接触，其礼仪的表现将会对他人产生很强的知觉反应，能给人留下深刻的印象。良好的礼仪修养能强化人际间的沟通，建立良好的人际关系。反之不但会损害自己的形象，而且会影响人际关系。同样在职业活动中良好的礼仪行为，有利于职业活动的发展。因此，人们不但在日常生活中要重视自己的礼仪修养，在职业活动中同样要遵守礼仪行为规范。养老护理员的礼仪要求：

1. 着装整洁、庄重大方

养老护理员从事的工作对象是具有丰富的社会经验和阅历的老年人，他们见多识广，一般都有良好的审美观，所以养老护理员在工作中一定要注意自己的着装、修饰、行为举止和个人卫生。

（1）服装要清洁、整齐，在养老机构应着工作装，若在老人家庭工作，服装要庄重、大方、合体，夏天着衣不可过多裸露，衣服要经常清洗、晾晒，以保持整洁。工作时要穿袜，并穿软底、平跟或坡跟的鞋，不可穿高跟和带钉的硬底鞋，以防工作时扭伤脚踝或走路时的响声影响老人休息。

（2）头发不可过长，梳短发时头发以在颈部以上为宜，若为长头发者工作时应梳成发辫，并将其盘在头上，也可用工作帽或使用发网遮盖头发，以免工作时头发碰及老人，引起老人不适，或造成自己和环境的污染。

（3）经常修剪指甲，不留长指甲和染彩色指甲，过长的指甲和色彩鲜艳的指甲，不但会藏匿病原微生物，也会给老人带来不良的刺激，甚至在工作中会不慎损伤老人的肌肤，应特别注意。

（4）工作时可以淡妆上岗，但不可浓妆艳抹和佩带过长的首饰，尤其不能佩带指环（戒指）上岗，以防指环引发老人的交叉感染或身体损伤。

2. 举止端庄、得体

举止是指人的动作、表情。在日常生活中的一举一动、一颦一笑都可以概言为举止。

举止是一个人文化修养的体现，它虽是无声，却胜似有声，它难以掩饰的向人们传达着信息，对周围的人产生着重要影响。如一个人尽管相貌一般，甚至有些生理缺陷，但他举止端庄、文雅、落落大方，也会给人留下良好的印象，获得人们的好评。举止是展示一个人的才华和修养的外在形态，恰当的举止，能够帮助一个人赢得人们的称赞、好感，所以我们应该注意自己的举止要得体。

（1）站立的姿势要端正、挺拔：正确的姿势是：头正，双目平视，嘴唇微闭，下颌微收，表情平和自然；双腿直立稍微分开，躯干挺直、挺胸、收腹；双肩放松、自然下垂，双手自然垂于身体两侧或放在小腹前交叉。若站立疲劳时可适当更换体位，但不要东倒西歪，给人以懒散的感觉。站立时也不要探脖、塌腰、耸肩、双腿弯曲或不停地抖动。

（2）走姿步态要轻快、稳健：走路时双目向前平视，微收下颌，表情自然，双肩平稳、双手前后自然摆动，若为老人端水、拿物时，要注意屈肘将物品端在胸前，以便节省自己的体力。遇到紧急情况需要快步行走时，要注意安全。走路时要注意避免不良的姿势，如内"八"字和外"八"字形态或歪肩晃膀、扭腰摆臀、左顾右盼、上下颤动、脚蹭地面等。

（3）坐姿要端正：入座时要轻稳，走到座位前，转身看着座位轻稳地坐下。女子入座时若穿裙装，应用手将裙下摆稍稍收拢，不要坐下再起身整理衣服。坐下后上身挺直，两腿轻微靠拢，两臂自然弯曲放在腿上或椅子扶手上。注意坐时不可前倾后仰、歪歪扭扭，两腿不可过于叉开或长长伸开，也不可以双手放于臀下或不停地抖动，以免不良的姿势引发老人的不快。

3. 讲究卫生

养老护理员工作辛苦、繁琐，但也要注意个人卫生，定时沐浴、理发洗头、更衣，若在照料老人中不慎弄脏衣裤、身体时，应及时更换清洗，以保持良好的个人形象。在工作时不要当着老人的面抠鼻子、挖耳朵、剪指甲，在工作时如因身体不适而咳嗽、打喷嚏或流涕，应用手绢或纸巾遮掩口鼻，将头转向一侧，事后应向在场的人告声"对不起"，以表示歉意。

4. 待人礼貌、语言文明

对待老人及其亲属和同事都要有礼貌，语言文明、规范。语言是人际交往的重要工具，使用正确会促进人际关系的发展，反之则会影响人际间的和谐。与老人说话要用敬语，如"请"、"谢谢"、"对不起"等。语言要亲切、温和，声调、语速要适当。根据老人的喜好或地域的习惯采用不同的尊称，如"王老、李老""大伯、大叔、大妈、阿姨"等，另外也可征求老人的意见，使用老人喜欢的称呼。

为老人做事时要事先向老人作好解释，得到老人的同意后方可进行。在给老人解释或回答问题时，应面对老人，全神贯注，注意倾听。听是尊重，听是知礼，听是学习，听是提高。对听力不好或失语、语言交流有困难的老人，要借助手势、眼神或纸笔，让其能较容易地表达自己的意思。

行走中若遇老人要让老人先走，对行动不便者要主动扶助，并帮助老人提携物品。接待老人的亲属来访时，要起身迎、送，做到来有迎声，走有送声。在交谈时注意避免使用不礼貌的忌语，如"我管不着"、"不知道"等。若遇到老人亲属询问老人身体、生活等情况时，要详细、耐心的回答，对于自己不了解的事项，可指引来访者到有关部门咨询。

与同事相处、合作时要真诚、热情，以礼相待，互相帮助，密切配合，有问题不指责、不埋怨，耐心倾听别人的意见。

5. 态度真诚和蔼

态度可从表情和行为中表现出来。表情是体态语言中最能直接表达内心感受的一种沟通方式。人们的喜怒哀乐很容易从表情中判断出来，养老护理员在工作中要特别注意加强心理素质的培养，认识到自己职业工作的意义，经常调整自己的情绪，即使遇到不顺心的事，也要控制好自己情绪，以和平时一样的态度工作。若遇到特别可笑的事，也要掩嘴而笑，防止笑而忘形。在老人面前始终保持平和、真诚的心态，使自己真正成为老人可信赖的人。

6. 尊重老年人生活习惯与风俗

我国历史悠久，在漫长的历史长河中，人民群众已经形成了自己的生活习惯和民族风俗，这点在老年人中尤其突出。在现代社会主义建设时代，我们正在大力弘扬我国的优秀文化传统及习俗。

中国人素来崇尚尊重、和谐，因此其传统生活习惯与习俗，常以家庭、血缘关系为纽带形成了以家庭团圆为主题的尊老爱幼、夫妻互敬、家庭和睦、缅怀先祖、祭奠英雄为特征的中华传统文化习俗，如春节、中秋节、端午节、清明节、九九重阳节等。近年来还有从国外引进的一些节日，如情人节、母亲节、圣诞节等，颇受青年们的青睐。这些节日都无不充满着家庭团聚、和谐、美满的特点，倡导全社会团结、合作、互敬互爱良好的社会风尚。

九九重阳节是我国特有的节日，它体现了党和国家对老年人的关怀。我国已进入老龄化社会，全国 60 岁以上老年人已有 1.4 亿以上，各级老龄工作者呼吁我们全社会都应高度重视老龄工作，将关心老年人，爱护老年人，事事为老年人着想，为他们解忧排难，充分的发扬我国尊老敬老的优良传统。

另外在尊重老年人的习俗的同时，还要特别注意他们的宗教信仰，我国的宪法规定，个人有宗教信仰的自由，对一些老年人的宗教信仰要给予充分的尊重和保护，不得干涉和歧视，如有的老年人信奉不同的宗教，如佛教、道教、伊斯兰教、基督教等，各种教派都有不同的教规和戒律。老年人一般对自己所信奉的宗教都特别虔诚。养老护理员要了解每位老人有什么信仰，有什么特殊的生活习惯，应严格按照老年人的风俗习惯去做，以满足他们的心理需求。

（二）工作须知

养老护理员的中心工作是对老人进行生活照护，其工作须知是：

1. 负责老年人的日常生活照料。如老人的起居、身体各部位及衣着的清洁卫生，老人的饮食、排泄、睡眠等方面的照料，并为不能自理的老人经常翻身、叩背、活动肢体以预防因长期卧床而发生的并发症。

2. 负责老人所居住环境的清洁卫生。如居室、卫生间的卫生工作，保持生活环境的整洁、安全、舒适。

3. 陪伴老人，负责老人的心理照料。经常与老人交谈，了解老人的心理需要，关心、开导、安慰老人，协助老人与周围的人进行沟通，促使老人与大家保持良好的人际关系，为其创造一个健康、乐观、融洽的生活氛围。

4. 随时注意观察老人的健康和生活情况，及时发现老人身体、心理的不适，并配合医生、护士作好老人患疾病时的治疗、护理工作。

5. 帮助老人管理好自己的财、物，保障老人的安全。

6. 根据老人们的身体情况组织各种有益的娱乐、体育活动，如手工艺的制作、书法、绘画、跳舞、太极拳、门球、郊游等，以促进老人的健康。

第二章　老年人照护基础知识

第一节　老年人生理心理特点

一、老年人生理特点

（一）人体的结构及其功能

人体结构的基本单位是细胞，其形态结构和功能类似，由一定的细胞间质结合在一起，构成组织。

几种组织构成具有一定形态、完成一定生理功能的器官，如胃、肠、肝、心等，共同完成某一方面功能的一些器官组织成一个系统。人体内有运动、消化、呼吸、泌尿、生殖、脉管、神经、内分泌及感觉器等系统。

人体的外形可分头、颈、躯干和四肢4部分。人体大体结构由外向内由皮肤、皮下组织、肌肉组织和骨骼等组成。在头和躯干部，由肌肉和骨骼分别围成颅腔、胸腔、腹腔和盆腔。颅腔内有脑及脑向下与椎管内的脊髓相连。胸腔内主要有心、肺。腹腔内主要有胃、肠、肝、胆、脾、胰和肾等器官。腹腔下部称为盆腔，其主要器官有膀胱、直肠，女性的生殖器官卵巢、子宫等。位于体腔内的器官合称为内脏。各个器官、系统都有其特定的功能，但它们又是互相联系、互相影响，形成一个统一的整体，并在神经系统以及内分泌腺分泌的激素等的调节下，进行正常的生理活动。

1. 运动系统

运动系统由骨、关节和骨骼肌组成。骨与骨之间的连接称为骨连接。全身的骨骼和关节构成人体的支架。它支撑着全身的软组织和器官。

骨有长骨、短骨、扁骨和不规则骨 4 类。长骨主要分布于四肢，起着支持和运动的杠杆作用。短骨形似立方体，多位于承受较大压力和运动复杂的部位，如跗骨和腕骨。扁骨呈板状，构成体腔壁，具有保护作用，如颅骨是保护大脑的。不规则骨其形状不规则，如脊椎骨等。全身共有大小骨头 206 块。

关节是骨与骨的间接连接，是运动的枢纽。骨骼肌附着在骨上，并越过关节，通过肌肉收缩与韧带的牵拉，可使得肢体屈、伸、内收、外展、旋转等运动。如果肌肉松弛又无紧张度就容易发生关节脱位。另外体育锻炼可增大关节的运动幅度。相反，如果一个人关节长期不进行活动，可以发生关节强直而失去运动功能，所以在护理不能活动的老年人时，应注意其关节功能的锻炼。

运动系统还有保护的功能，如颅骨和脊柱保护脑和脊髓，躯干骨由椎骨、骶骨、尾骨、胸骨和肋骨组成，它们构成脊柱和胸廓，脊柱是躯干的中轴，它具有负重、保护脊髓以及各种运动的功能。脊柱有 4 个生理弯曲，从侧面看有颈曲、胸曲、腰前曲和骶前曲，这些弯曲可以使得人在跑跳活动时，减轻对头部的震荡。脊柱能作前屈、后伸、侧弯和旋转等不同幅度的活动。胸廓呈圆锥形，保护心、肺、肝、脾等器官。骨盆是连接躯干和下肢的桥梁，它保护着盆腔的器官。

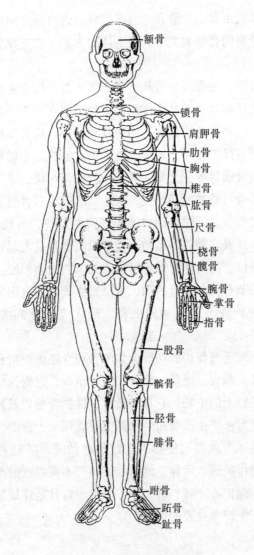

额骨

锁骨
肩胛骨
肋骨
胸骨
椎骨
肱骨
尺骨
桡骨
髋骨
腕骨
掌骨
指骨

股骨

髌骨

胫骨
腓骨

跗骨
跖骨
趾骨

图 2-1　全身骨骼系统模式图

2. 呼吸系统

包括鼻、咽、喉、气管和支气管、肺、胸膜等组织器官。

鼻、咽、喉、气管和支气管称为呼吸道，其主要功能是传送气体，其构造特点是由骨和软骨构成支架，当气体出入时不使管壁塌陷，以保持气道的通畅。通常称鼻、咽、喉为上呼吸道，称气管、支气管及肺内的分支为下呼吸道。

鼻是呼吸道的起始部分，同时又是嗅觉器官，包括外鼻、鼻腔和鼻窦。鼻腔前借鼻孔与外界相通，后经后鼻孔与咽腔相通。鼻中隔将鼻腔分为左右两腔，鼻中隔前下部的区域血管丰富，是容易出血的区域。鼻腔内黏膜有嗅细胞，能感受气味的刺激。鼻黏膜上皮有纤毛，可温暖、湿润和净化吸入的空气。

喉位于颈前部，上通咽腔，下通气管。它既是气体通路，又是发音器官。在喉腔中部的侧壁，有上下两对平行的皱襞，其下方的一对叫声襞，即声带，两侧声襞之间的裂隙称声门。声门附近的黏膜组织较疏松，炎症时容易引起水肿，不但影响发声，而且可引起呼吸困难。

气管和支气管，气管为后壁略平的筒形管道，上通喉腔，向下分为左右主支气管。气管内面覆有黏膜，黏膜上有纤毛并有腺体分泌，纤毛的摆动可将粘有灰尘、细菌的黏液推向咽部，由口吐出为痰。左右主支气管分别入左右肺，右主支气管较短，走行较陡直，偶尔进入气管腔的异物，如豆粒、花生米等，多易坠入右主支气管。

肺是呼吸系统的主要器官，位于胸腔内，呈半圆锥状，上为肺尖，下为肺底。肺有左肺和右肺，左肺有上下2叶，右肺有上、中、下3叶。肺组织内均为肺泡及呼吸性支气管，是气体交换的主要场所。肺表面紧贴一层胸膜，其延伸形成胸膜腔。

两肺之间的空隙称为纵隔，前界为胸骨，后界为脊柱的胸段，是心脏和大血管位置所在。

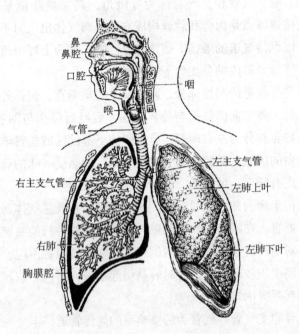

图2-2 呼吸系统模式图

3.消化系统

消化系统由消化管和消化腺组成。

（1）消化管：包括口腔、咽、食管、胃、小肠（十二指肠、空肠、回肠）和大肠（盲肠及阑尾、结肠、直肠）。通常将十二指肠以上的消化管称为上消化道，空肠以下的消化管称为下消化道。消化系各器官，除口腔外大部分位于腹腔和胸腔内。

1）口腔：是消化管起始部，具有咀嚼、吞咽和辅助发音等功能。口腔内除两列牙齿外，全部有黏膜覆盖。口腔后方两条皱襞之间形成一个凹陷，内有卵圆形的腭扁桃体，扁桃体炎通常是指腭扁桃体炎。

舌：由舌肌外覆黏膜构成，具有搅拌食物和协助吞咽等功能，对语言、发音亦有辅助作用。舌的背面有许多小突起，称舌乳头，乳头可感受疼痛、温度和味觉。在这些乳头的表面，有薄层白色的舌苔，健康人舌苔为淡薄白色。舌苔的变化与人体健康有密切的关系。

牙：主要的作用是对食物进行机械性加工。

咽：是一个上宽下窄的肌性管道，自上而下与鼻腔、口腔和喉腔相通。

2）食管：是一个长约 25 厘米的肌性管道，上接于咽部，下端经贲门与胃相连接。

3）胃：胃是消化管扩大的部分，有容纳和消化食物的功能。胃位于腹腔上部，上端与食管相连，入口处称为贲门，下端出口称幽门，通十二指肠。胃上缘有一个小弯处，称胃小弯，此部位与胃幽门部属溃疡常见部位，也是肿瘤常发生的部位。

4）小肠：小肠是进行消化和吸收的重要部位。小肠内的黏膜上有许多细小的绒毛，可吸收经胃液消化过的食物。

5）大肠：是消化管的末端，上接回肠，终于肛门，全长约1.5 米，分盲肠、结肠和直肠 3 部分。盲肠位于右下腹部，其内后壁有一个蚓状的盲管，称阑尾，阑尾发炎时在右下腹会有明显的压痛点。结肠围绕着小肠，可分为升结肠、横结肠和降结肠（其下段称乙状结肠）3 部分。直肠位于骨盆腔内，向下穿过盆膈，终于肛门，直肠在盆膈以下部分称肛管。

（2）消化腺：消化腺除涎腺（俗称唾液腺）和消化管壁上的腺体以外，主要有肝脏和胰腺。它们分泌消化液到消化管，参与食物的消化。

1）肝：肝脏是人体中最大的腺体。能分泌胆汁，有丰富的血液供应，所以正常活体肝呈棕红色，质软。肝脏大部分位于腹腔右上部，下缘一般不超过肋弓。肝右下面是胆囊窝，胆囊位于窝内。肝脏具有代谢、解毒、防御及分泌胆汁等功能。

2）胰：胰腺是人体第二大消化腺，横位于胃后方，分头、体、尾3部分。胰腺分泌胰液，胰液经胰管与胆总管共同的开口处，进入十二指肠。胰液具有极强的消化功能，它在胰管内行走，如果胰管破裂，胰液外溢，可导致周围组织细胞的坏死。正常情况下胰液与胆汁一起对食物的消化发挥作用。

在胰实质中有许多小细胞团，称胰岛，分泌胰岛素，调节糖代谢。

食物进入口腔，通过牙齿的机械运动将食物嚼碎和消化液混合成食糜，达到初步消化的作用，再经过吞咽使食糜进入食管，食管的蠕动将食糜向下推动，进入胃内，由于胃的蠕动和胃液（酸性）的消化作用，将食物消化分解成可吸收的营养物质。食物在胃内停留2～4小时后，在胃蠕动的推动下，再进入十二指肠，食物在这里又与胆汁、胰液（碱性）进一步混合消化、分解、吸收，然后再向下推进，进入空肠和回肠，大部分营养素在这里得到充分的消化、吸收，不被吸收的食物残渣则继续向下推进，进入结肠，在结肠食物残渣中的水分被进一步吸收后，继续向下运行，进过乙状结肠、直肠，到达肛门，食物的残渣被排出体外，完成了食物的消化过程。

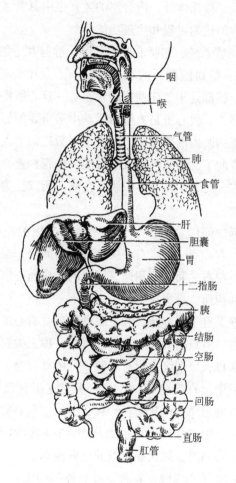

咽
喉
气管
肺
食管
肝
胆囊
胃
十二指肠
胰
结肠
空肠
回肠
直肠
肛管

图2-3　消化系统模式图

4．脉管系统

脉管系统包括心血管系统和淋巴系统。脉管系统主要的生理功能是维持人体的新陈代谢，即不断将氧和营养物质输送到全身各组织、器官，同时将组织和细胞的代谢产物和二氧化碳运送到肾、肺、皮肤，排出体外。内分泌的激素也由脉管系统送到各器官，参与机体的代谢过程和生理功能。

（1）心血管系统：包括心脏、动脉、静脉和毛细血管。

1）心脏：是血液循环的动力器官。心是中空的肌性器官。人的一生中心脏都处于节律性搏动状态。一旦心脏停止搏动，生命也就随即终止，故心脏是人生命活动中最重要的器官之一。

心脏位于胸腔内两肺之间，其大小一般近似本人的拳头，呈圆锥形，心尖向下，心底与出入心脏的大血管相连，心脏在胸腔的位置稍偏左，约2/3在身体中线的左侧，所以心尖搏动可在左侧胸前触及到。

心脏内部由间隔将心脏分为4个腔，分别为左心房、左心室、右心房、右心室。左、右心房之间有房间隔，左、右心室之间有室间隔，左右之间互不相通，同侧的心房与心室之间有瓣膜相隔，并使其相通。心房在上，心室在下。

右心房壁上有上腔静脉口和下腔静脉口。右心房经右房室口通右心室。右房室口的周缘附有3片瓣膜，称三尖瓣。右心室的出口为肺动脉口，口周缘也附有瓣膜，称肺动脉瓣。

左心房后壁上有肺静脉口。左心房经左房室口与左心室相通，左房室口的周缘有两片瓣膜，称二尖瓣。左心室出口是主动脉口，口周缘也附有瓣膜，称主动脉瓣。这些瓣膜像阀门一样，顺流而开，逆流而关，以保证血液的定向流动。

心脏由心壁（心内壁、心肌层及心外膜构成）、房间隔、室间隔及心的传导系统组成。心的传导系是调整心脏节律性搏动的系统，由特殊的心肌纤维构成，能产生兴奋及传导冲动。心的传导系统包括窦房结、房室结、房室束及其分支，窦房结是心自动节律性兴奋的发源地，称为心脏正常起搏点。窦房结将起搏兴奋发出，经房室结、房室束及其分支的传导路径引起心房和心室的收缩与扩张，如此周而复始，使得心脏终生保持节律性搏动。

供给心脏营养的血管是冠状动脉，冠状动脉发生病变，可使心脏供血不全，引起心绞痛，甚至发生心肌梗死。

2）血管：血管有动脉、静脉和毛细血管。

血管是一系列复杂的分支管道，人体除角膜、毛发、指（趾）甲、上皮、牙釉质等处以外，均有血管分布，根据血流的方向和管壁等特征，血管分动脉、静脉和毛细血管。

动脉：是运送血液离开心脏的管道，管壁较厚，富于弹性，其内流动的是带着氧气和营养物质的新鲜血液。

静脉：是运送血液回到心脏的管道，与动脉相比其管径大、管壁薄。其内流动的血液是带着机体代谢后的产物和二氧化碳。

毛细血管：是连接动、静脉末梢之间的管道，数量很多，彼此吻合成网。其管壁薄、管径细，管内血液流动缓慢，是血液与组织进行物质和气体交换的场所。

3）血液循环：

体循环（称大循环）：血液由左心室搏出→主动脉及其分支→全身毛细血管（与组织细胞进行物质和气体交换）→各级静脉→上、下腔静脉、冠状窦→右心房。

肺循环（称小循环）：血液由右心室搏出→肺动脉及其分支→肺泡毛细血管（进行气体交换）→肺静脉→左心房。

（2）淋巴系统：淋巴系统是循环系统的辅助系统，由淋巴管、淋巴器官和淋巴组织构成。

1）淋巴管：淋巴管内流动着无色透明的淋巴液，淋巴管遍布全身，收集淋巴液，淋巴液随淋巴管向心流动，最终流入静脉。淋巴管通透性较大，细菌、异物、癌细胞等较易进入。

2）淋巴器官：由大量淋巴组织构成的器官称为淋巴器官，如淋巴结、脾脏、胸腺及扁桃体。淋巴器官和淋巴组织具有产生淋巴细胞，滤过淋巴，造血和参与免疫反应等功能。淋巴结易受细菌、癌细胞等的侵袭。脾是人体最大的淋巴器官。

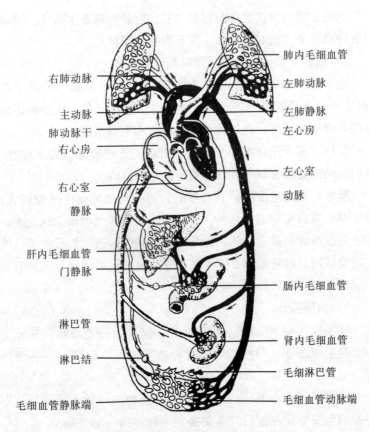

右肺动脉

主动脉

肺动脉干

右心房

右心室

静脉

肝内毛细血管

门静脉

淋巴管

淋巴结

毛细血管静脉端

肺内毛细血管

左肺动脉

左肺静脉

左心房

左心室

动脉

肠内毛细血管

肾内毛细血管

毛细淋巴管

毛细血管动脉端

图2-4　血液循环系统模式图

5. 神经系统

　　神经系统是机体内主导系统，有着极其重要的作用。它直接调节与控制人体各器官、系统的活动，使机体成为一个有机的整体。例如，运动时除了肌肉强烈的收缩外，同时也会出现呼吸加快、心跳加速、加强等一系列的变化，以适应当时机体代谢活动的需求。另一方面神经系统不仅能借助感受器，感受外界变化的刺激，而且能迅速准确地调节各器官、系统的生理活动，以适应不断变化的环境，使人与外界环境保持相对平衡与稳定。人类的大脑还是一个思维器官，它主导着人的思维、意识等心理活动，控制着人的几乎所有行为，它不仅能使人适应环境，而且超越了动物的范畴，组成社会并参与社会活动。

神经系统由脑、脊髓以及与其相连的遍布全身的周围神经和内脏神经（自主神经系统，又称植物神经系统）所组成。中枢神经系统包括脑和脊髓。31对脊神经和12对脑神经称为周围神经系统，也就是脑和脊髓以外的神经成分。

神经系统在调节机体的活动中，对内、外环境的刺激做出适宜的反应称为反射。反射活动的基本形态是反射弧：感受器→传入神经→中枢→传出神经→效应器。

（1）脑：可分大脑、间脑、中脑、脑桥、延髓和小脑。通常将中脑、脑桥和延髓称为脑干。脑参与多方面的调节功能，如调节内脏和内分泌的活动（如呼吸中枢和血管中枢的活动），调节肌张力，维持身体平衡，对体温、摄食、水平衡等代谢均起着重要的调节作用。脑的调节作用使全身成为一个整体，各器官、系统紧密联系，维持机体的正常运转。

（2）脑神经：脑神经有12对，分别为嗅神经、视神经、动眼神经、滑车神经、三叉神经、展神经、面神经、听神经、舌咽神经、迷走神经、副神经、舌下神经。12对脑神经经颅骨的一些孔道出入颅腔，分布于头面部、胸腔和腹腔脏器，调节这些部位的器官、组织活动。

（3）脊髓与脊神经：脊髓位于椎管内，上端与延髓相连，下端逐渐变细，在成人终于第一腰椎下缘。从每节脊髓发出的根丝，集合成一条脊神经，脊髓可借每对脊神经的出入范围划分为31节，这就是脊神经31对，颈8、胸12、腰5、骶5、尾1。脊神经完成一定的反射传导与感觉活动。脊神经延续而形成感觉末梢。分布在身体各处的神经末梢，感受皮肤的温度、疼痛等刺激；分布在肌肉、关节、肌腱的神经末梢，感受肌肉张力改变及关节运动产生的刺激；分布在内脏和血管的神经末梢，则感受内脏的刺激。

(4) 内脏神经：内脏神经主要分布于内脏、心血管和腺体，内脏神经系统为自主的活动，主要任务是控制协调体内的物质代谢活动。

(5) 脑的血管：脑的血液供应非常丰富，脑血流量和耗氧量约占全身20%。脑的血液供应来自颈内动脉和椎动脉。倘若该血管硬化，某部位栓塞或受邻近组织压迫，使该血管分布区的脑组织供血不足而缺血，可出现对侧肢体的瘫痪（偏瘫）和偏身的感觉障碍。

脑的静脉不与动脉伴行，汇成数条静脉，最后注入硬脑膜静脉窦，回流入颈内静脉。

6. 泌尿系统

泌尿系统由肾、输尿管、膀胱和尿道组成。机体在代谢过程中产生的废物如尿素、尿酸和多余的水分等，在肾内形成尿液，再经输尿管道排出体外。如果肾的功能发生障碍，代谢的产物则蓄积于体内，影响机体代谢的正常运行，严重时可出现尿毒症，危及生命。

(1) 肾：肾脏是尿液生成的器官。是一个实质性器官，左、右各一个，位于脊柱两侧，腹腔的后上部。肾脏有血管进出，血液流经肾脏时形成终尿。肾实质由许多肾单位构成，是生成尿的基本结构。

(2) 输尿管：是细长的肌性管道，向下进入盆腔，开口于膀胱。

(3) 膀胱：是贮存尿液的肌性囊状器官，位于骨盆腔内。下部与尿道内口连接，尿液在膀胱内贮存一段时间后，当膀胱容量达到一定程度后，刺激感受器，产生尿意，随即尿道口扩张，尿液排出体外。正常成人的膀胱容量为400～800毫升。

(4) 尿道：主要是排尿器官。男性尿道较长，成人一般约有18～22厘米；女性尿道较短而直，约有4～6厘米，所以女性易发生逆行感染。

7．生殖系统

生殖系统分为男性和女性两种。

（1）男性生殖系统：包括内生殖器即生殖腺（睾丸）、输精管道（附睾、输精管、射精管、尿道）、附属腺体（精囊腺、前列腺）以及外生殖器（阴囊、阴茎）。

睾丸产生精子，在附睾内储存，当射精时再经输精管、射精管、尿道排出体外。在尿道的前列腺部有精囊腺和前列腺的分泌物参与组成精液。

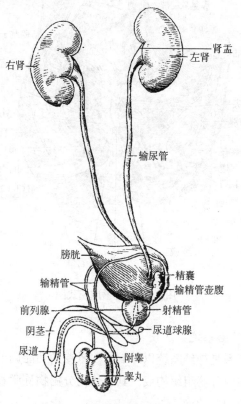

图 2-5　男性泌尿系统模式图

（2）女性生殖系统：包括内生殖器和外生殖器。内生殖器由生殖腺（卵巢）、输送管道（输卵管、子宫、阴道）和附属腺体（前庭大腺）组成。

卵巢是产生卵子和分泌女性激素的器官。成熟的卵子突破卵巢表面至腹腔，再经输卵管腹腔口进入输卵管，在管内受精后移至子宫发育成长，成熟的胎儿在分娩时出子宫口，经阴道娩出。外生殖器即外阴。

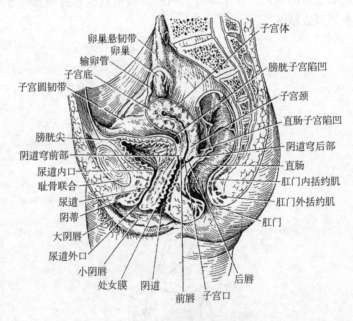

图 2-6　女性盆腔模式图

8. 内分泌系统

内分泌系是神经系统以外的另一重要的功能调节系统。它由内分泌腺和内分泌组织构成。其腺体的分泌物称激素。激素对人体有重要的调节功能。

内分泌腺：内分泌腺是一种特殊的腺体，它没有导管，故称无腺管。腺体内有丰富的毛细血管、淋巴管和神经，腺体分泌的激素直接进入血液或淋巴液中，随血液循环运送到全身，影响一些器官的活动。激素在体内的作用很大，可影响机体的物质代谢、生长发育、生殖系和心血管系等器官的功能，如果内分泌腺的功能失调，即某个内分泌腺功能亢进（分泌过盛）或功能减退（分泌不足），都会引起机体的功能紊乱。内分泌腺的活动受神经系统的控制，同时激素也可以影响神经系统的功能。内分泌腺包括：甲状腺、甲状旁腺、肾上腺、胸腺、垂体、松果体。

内分泌组织：内分泌组织分散于其他腺组织之间，共同组成某些器官，如胰腺内的胰岛，睾丸内的间质细胞，卵巢内的卵泡和黄体。

9. 感觉系统

是接受机体内、外环境各种刺激，并将刺激转化为神经冲动的结构。它广泛地分布于人体各部。它们的结构不同，较简单的如皮肤内与痛觉有关的游离神经末梢等；比较复杂的如视、听器等。它还包括产生了有利于接受适宜刺激的各种辅助装置。感受器及其辅助装置构成感觉器。也称感觉系统。

感受器种类繁多，形态功能各异，根据感受器所在部位和所接受刺激的来源分3类：

（1）外感受器：分布在皮肤、黏膜、视器、听器等处。接受来自外部的刺激，如触、压、痛、温度、光、声等物理性和化学性刺激。

（2）内感受器：分布在内脏和血管等处。接受来自内环境（身体内部）的物理或化学性刺激，如压力、渗透压、温度、离子及化合物的浓度等。

（3）本体感受器：分布于肌肉、肌腱、关节和内耳的位觉器等处，接受机体运动和平衡时产生的刺激。这些包括有眼、耳、鼻、舌、皮肤、内耳的前庭等。这些感受器接受各种刺激并将其转化为神经冲动，经过感觉神经和中枢神经的传导通路传达到大脑皮层，从而产生相应的感觉。感受器是人类认识世界的物质基础。

（二）老年人生理特点

衰老是生物体在其生命过程中，生长发育达到成熟期以后，机体的形态结构和生理功能所出现的一系列退行性变化。这是一个正常的生理变化过程。其过程是逐渐发展的，衰老的速度个体存在着差异，而且在同一个体的不同系统，各器官间的老化速度也不同步。这种差异与遗传、营养、职业、生活方式、体育锻炼、文化程度、心理状态、环境及社会因素有关。

通常我们认为60岁以上就进入了老年期了，但随着人们生活水平的和健康保健水平的提高，人到65岁以后才会逐渐产生较明显的老化趋势。其生理特点：

1. 身体外貌的变化

老年人较明显的是外观的变化，如由于肌肉的萎缩，皮肤松弛，会在身体表面出现皱褶，皮肤表面还会出现较明显的呈片状或点状的褐色斑点，多见于手部和脸部，也有人叫做"寿斑"或"老年斑"。

毛发变白，脱落。女性老年人唇及腮边的毳毛微微过度生长，变粗，老年人指甲生长较慢，并且变脆、变厚，手掌及脚底皮肤过度角化，使皮茧变厚，指甲变形，由于脊柱纤维弹性变小，加之肌肉萎缩，身高变矮，甚至出现驼背现象。

2. 运动系统的变化

老年人运动系统的改变，脊柱纤维弹性下降，身高变矮。肌肉韧带运动减少而萎缩并收缩而变硬，纤维组织增生，肌肉力量减弱，肌弹性降低。老年人易出现肌疲劳，腰酸腿痛，容易发生腰肌扭伤。另外老年人骨骼的改变是明显的，骨骼中有机物质减少或逐渐退化，出现骨质疏松，由于骨质变脆，极易发生骨折。常见的是手腕部骨折、坐骨骨折和股骨颈骨折。关节囊结缔组织的增生，韧带退行性病变及组织纤维化，导致关节僵硬，活动不灵活。

3. 呼吸系统的变化

老年人的呼吸肌、膈肌以及韧带萎缩，肋软骨钙化，使肺脏及气管弹性减弱，呼吸功能减弱，肺活量下降，使其活动增加以后常感到气促，呼吸次数明显加快，有时还会伴有节律不齐、呼吸暂停等情况。由于换气困难，老年人常常感到说话多时也会气促，所以一次不能较长时间的谈话，特别是高声谈话比较困难，因此，与老年人交流时要有耐心。由于呼吸功能的减弱，反射性咳嗽功能也下降，气管分泌物不易排出，致使老年人容易发生肺部感染、肺气肿、阻塞性肺疾患，严重者发生呼吸衰竭。

另外，由于鼻腔黏膜、咽部淋巴组织萎缩，也比较容易感冒，鼻腔内常常有清涕外流，要及时帮助清理。

4. 消化系统的变化

消化系统变化明显的是牙齿的松动，脱落。腮部凹陷，口腔闭合困难，因而也导致说话不清楚。消化道变化的另一个特点是胃肠蠕动减缓，胃排空延缓，消化腺分泌减少，食物的消化功能减弱，容易引起消化不良，对各种营养素的吸收减少，常使老年人发生一些营养的缺乏，如蛋白质、维生素及钙、铁等的缺乏。胃肠蠕动减弱，使老年人易发生大便秘结，排便困难。

由于肝脏的贮存、代谢能力下降，肝脏对药物、毒素的代谢解毒功能减退，使老年人患病时用药容易发生药物不良反应。

5. 循环系统的变化

老年人心肌出现退行性变化，心包外脂肪增多，心内膜增厚，心肌收缩力减弱。65 岁以上的老年人心排出量较年轻人减少 30% ~ 40%，且储备能力较小。窦房结内的自律细胞减少，常发生心率和心律的改变，如使老年人心跳减慢，易出现期前收缩（早搏）、心房颤动及传导功能的变化。

由于动脉硬化，造成动脉血管弹性减弱，血管内管腔的狭窄，使血液流动的阻力增加，导致血压升高。同时因冠状动脉口径变窄，供应心肌本身的血液减少，出现心脏本身供血不足，而导致冠心病的发生。又因自主神经（植物神经）功能不稳定，对血管的调节功能差，容易发生体位性低血压。

老年人静脉血管弹性降低，静脉变软，静脉回流困难，因而容易下肢肿胀、血栓和痔疮等。由于毛细血管变脆，皮肤受到轻微的碰撞就会出现皮下出血，形成淤斑、青紫。

6. 神经系统的变化

老年人随年龄的增长而脑组织逐渐萎缩。神经系统的进行性衰退的改变，使老年人对外界事物反应能力和对冷、热的反应不敏感，对疼痛的反应迟钝，使有些疾病的症状不容易及时发现。所以如果老人感觉身体某部位有疼痛或不舒适，则要特别加以留心观察和详细询问，防止掩盖症状，延误病情，发生意外。

由于大脑的萎缩，老年人记忆力下降，特别是近期记忆力下降明显。老年人可能对他小时候的事，青年时的事记得很清楚，但是对刚才发生的事，甚至前半小时服用的药、吃过的饭却记不住了。在老年人的照料中对此必须有所了解，防止因误解而发生矛盾。

由于脑部萎缩或软化，老年人情感脆弱，有时不能自控，容易冲动，情绪变化快，在照顾老年人时要能够理解，耐心地与老人沟通。

老年人运动觉神经细胞萎缩、减少，运动觉能力下降，所以多数老年人运动迟缓（与肌肉细胞的萎缩、减少也有关），一些保护性反射的反应也相对迟缓，给人以动作迟钝的印象。根据这些特点，安排老人的生活环境就要特别注意，地面要防滑，上下坡或上下台阶的地方要安装扶手，楼梯、台阶的高度和跨度要小一些，以适合老年人的步幅和能力。由于老年人运动觉、视觉能力下降，经常发生踏空、摸空的情况，而造成意外事故。老年人居住环境的床、柜、桌、椅、沙发、茶几、马桶、洗手池等设施，应适合老年人的肢体活动的距离，以免发生意外事故。

老年人平衡觉神经细胞萎缩、减少，平衡能力下降，如前面介绍的老年人运动缓慢，除因肌肉能力、运动能力下降外，平衡觉下降也是一个原因。有的老年人从卧位猛然坐起时常觉头晕，天旋地转，就是因为平衡觉能力下降。根据这个特点，在照顾老人时动作要轻缓，起、卧的速度不要过快，以防老人不适或跌倒。老年人因生理原因大多数有起夜的习惯，要特别注意行动不要过快，先慢慢起来，在床边坐一会儿，等到自己眼睛已看清，头不晕时再如厕，便后也不要急于站起，动作也要缓慢。此外，老年人踝部的反射迟钝，走路、站立姿势不稳，抬脚困难，所以容易扭伤足部，所以老年人居住的环境要尽量平坦、少台阶、无障碍，以免受伤。

7. 泌尿系统的变化

老年人肾血管硬化，管腔缩小，致使有效的肾血流减少，肾小球滤过率下降，肾小管重吸收功能减退，对水电解质调节功能降低，使老年人易发生脱水、钠潴留，甚至导致心功能衰竭。

老年人膀胱的尿容量减少（约为 200～300 毫升），膀胱肌肉萎缩，排尿收缩能力减弱，使得膀胱的尿液不容易排空，导致残余尿增加，造成慢性尿潴留，也常使老年人发生尿急、尿频、尤其是夜尿次数增加。男性老年人因前列腺肥大，有时感到排尿困难，特别是慢性前列腺肥大，有可能造成尿潴留。女性老年人因尿道短，加上尿道肌肉萎缩，括约肌收缩不良，易发生压力性尿失禁和尿路感染。

8. 生殖系统的变化

女性 40 岁以后，性激素分泌开始减少，大约 45～50 岁开始绝经、停止排卵。绝经后，输卵管、卵巢、子宫、阴道黏膜开始萎缩，阴道壁变薄，外分泌腺减少，分泌液减少，这时老年人常有阴道干涩、瘙痒。外阴部分泌减少，抵御细菌感染的能力减弱，所以要注意老年女性的外阴清洁。由于性激素水平下降，45岁以后逐渐进入更年期，还会再现一系列更年期的症状，一般60岁以后逐步稳定下来。

男性在40岁时正值性功能的高峰，而后逐渐降低。睾丸虽逐渐萎缩，但仍产生精子，只是数量逐渐减少。大约5%的男性老人由于心理因素可能会产生阳痿，但大多数65～70岁的老年人仍有性的需求，男性更年期出现在55～60岁，也会发生性格变化，如暴躁、多疑、爱生气、出虚汗、心慌等症状。

老年人虽然生殖系统和激素分泌水平有所变化，但他们对性的要求和渴望并不随年龄的增长而减退。由于生理功能的减退和心理依赖性的增强，而对配偶的需要更加迫切，这种需要并不一定为了性生活的需要，而是彼此的爱抚和帮助。对此养老护理员要给予充分的尊重和理解。对那些丧偶的老年人，要给予特别的心理安慰和精神支持。

9. 内分泌系统

在衰老过程中，甲状腺和促甲状腺激素的合成和分泌减少，使甲状腺的效应功能减退。另外老年人胰岛素的生物活性明显降低，易患糖尿病。

10. 感官的变化

除因神经系统的变化导致老人对外界事物反应迟钝外，感官的变化也使他们对外界反应减少。

如视觉改变，由于眼球内晶体失去了弹性，眼肌调节降低而出现老视（老花眼），造成视物模糊，另外还容易出现白内障，角膜白翳，视野变小，瞳孔对光反应减弱等。

听觉也发生障碍，双耳听力阈值减低，对高频率的声音变得不敏感，听不清别人说话，常所答非所问，久而久之，不愿与别人交流，因而变得更加闭塞，反应更加迟钝。如果听力完全丧失，又不愿意借助听的设备来改善听力，就会对外界事物失去反应能力，心灵会更加孤独。对此照护者要想方设法与他们进行沟通与交流。

除视觉、听觉迟钝外，皮肤感觉也随之减弱，所以照料老年人时，要注意防止冷、热和触觉的伤害。

味觉的变化，由于舌苔变厚，味蕾减少，唾液分泌减少，也使味觉大大降低，总觉得吃什么都没有味道，反而喜吃甜、咸食品，觉得有味。此时应特别注意适度控制糖量和食盐的摄入。

老年人的生理变化是逐步的，随着年龄的增长，这些变化由不明显到明显，但如果变化的过程遭遇一些意外，如过度的精神刺激、外伤、疾病等，都会加快变化的速度。

二、老年人心理特点

（一）人的心理

1. 人的心理现象

人的心理，即意识。人不仅可以感知、记忆各种事物，有情绪，能够运动，而且还会说话，能运用一定的词和语言来表达自己的愿望，抽象的思考问题和巩固自己的认识，并通过学习与交往接受人类所积累的知识经验，从而形成丰富而多彩的观点、信念等主观世界，即个体的意识。人有了意识就会对外界事物产生越来越多的理解、情感和态度，并且可以察觉和调整、控制自己的心理与行为，出现意志与性格，表现出个人的能力，使自己成为现实中有个性的能动的主体。人的心理现象表现在他的任何活动中。如在课堂上，教师的仪表、风度、声音、表情、讲课的方式、内容等都会给你强烈的印象，产生一系列的心理活动。同样，学生在课堂上的表现也会使教师产生许多心理活动。

心理是脑的功能，脑是心理活动的器官。心理现象是客观事物作用于人的感觉器官，再通过大脑活动而产生。心理是在人的大脑中产生的客观事物的主观映像，这种映像本身从外部是看不见，也摸不着的，但是，心理支配着人的行为活动，又通过行为活动表现出来。因此，可以通过观察和分析人的行为活动，客观地了解人的心理状态。

人的意识首先是通过认识过程（注意、感觉、知觉、记忆、思维等）的各种形式逐渐形成并得到表现，但作为有意识的人并不都是一个模式的人，他们有各自的意识倾向（如不同的需要、观念、态度、习惯等）和心理特征（性格、气质、能力等）。每个人都有自己独有的经历，有自己特有的能力与性格，因而在同一情景下个人的心理表现也不相同，也就是人的心理特征是有差异的。

2. 人的基本需要

（1）人的基本需要：是个体在生活中感到某种欠缺而力求获得满足的一种内心状态，它是机体自身或外部生活条件的要求在脑中的反映。需要是现实要求的反映，需要是个人的一种主观状态。人的需要是多种多样的。如生物性需要、社会性需要，物质与精神的需要等。

生物性需要：是指与保持个体的生命安全和种族的延续相联系的一些需要。如饮食、睡眠、休息、性、排泄、空气、避免疼痛和寒冷等，人的这些需要如果长时间里得不到满足，人的健康、生命就会受到严重影响。

社会性需要：是与人的社会生活相联系的一些需要。如对劳动、交往、文化等的需要。社会性需要随着社会条件的不同而有所不同。社会性需要虽不会像生物性需要得不到满足时那样会导致人的疾病或死亡，但是人会因此而产生痛苦和忧虑等情绪。社会性需要是后天学来的，并受社会背景和文化意识形态的影响，而且有显著的个体差异。

按照需要的对象的性质分为物质和精神的需要。

（2）人的基本需要理论：每个人都有基本需要，不论是什么种族、肤色、年龄、性别、阶层的人都有基本需要，心理学家马斯洛认为，人的一切行为都是由需要引起的，而需要是分层次的：最低层次是生理需要，中层是安全需要、归属与爱的需要、尊重需要（包括自尊与被人尊重需要），最高层次是自我实现需要（即发展自己或实现个人信念、理想的需要），一个人的低层次需要满足后，高层次需要就会产生。每个人对各层次的需要的程度是有差异的。

生理需要：是人类最基本的需要，也是最低层次的需要，如食物、水、空气、排泄、睡眠、性、温度、避免疼痛等。

安全需要：是指人的安全感，如生活的安定、没有灾难、希望得到保护，没有焦虑和恐惧。

爱与归属需要：又称社交需要。希望和周围的人友好相处，得到友爱与信任，渴望成为群体中的一员，这就是人的归属感。

自尊与被尊重的需要：即自我尊重与被人尊重以及尊重别人。

自我实现需要：个人能力和潜能得到发挥。

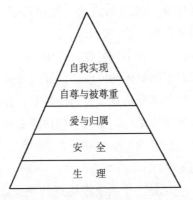

图 2-7　马斯洛人的基本需要层次模式图

3. 人的心理活动

（1）注意：注意是一种心理现象，如某人"聚精会神"地看电视，一个学生在"专心地听讲"等，都是描述注意状态。人处于注意状态时，他的心理活动总是指向一定的对象（人或事），如回忆着某件往事，或沉思某个问题，或想象着某种形象等。所以注意的对象既可以是外部世界的对象和现象，也可以是自己的行动、观念或内心状态。

注意具有选择性和保持的功能，它可以控制心理活动向着一定的方向或目标进行。强烈的刺激物或能激起人某种情绪的人或事，易引起人们的注意，凡是能满足一个人的需要和兴趣的事物，易引起注意。因此，注意是心理（意识）活动对某些对象的集中，同时也是心理（意识）活动从其他对象上的离开，集中注意的对象是注意的中心。注意状态是学习的必要条件，是认识的开始。

（2）感觉和知觉：感觉是对事物个别属性的反映，如光线、气味、温度等各种属性不断作用于我们感觉器官，从而使大脑获得了关于物体和现象的颜色、声音、气味、冷热等感觉信息，感觉除了获得外界的信息外，还反映机体内部器官的工作状态，如饥饿、劳累、姿势等。当感觉信息一经通过感觉器官传递到大脑，知觉也就随之产生。

知觉是对事物的各种不同属性，各个不同部分及其相互关系的综合反映，即对事物整体的反映。例如对香蕉的认识，是从其形状、颜色、香味的感觉信息及过去的经验，在头脑里形成的香蕉完整概念，这就是知觉。知觉除了包含感觉外还包含有其他的心理成分，如过去的经验，思维和语言活动等。感觉和知觉是我们各种心理活动的基础。

（3）记忆：记忆是一个人所经历过的事物在人脑中的反映，是人脑积累经验的功能表现。记忆是一种心理过程。人在生活中，对感知过的，思考过的事物的映像，总是或多或少地，不同程度地保留在头脑中，即使当这些事物不在眼前，它还会重新显现出来，这个过程就是记忆。记忆中所保留的映像就是人的经验。我们不但能记忆所认识到的事物，而且能记忆曾体验过的情感，所从事过的行为和动作。所以一个人所经历过的一切事情都有可能在某种程度上被记忆，并在以后的生活实践中回想起来，或在它们再度出现时认得出来。

（4）思维：思维是人脑对客观现实概括和间接的反映，它反映的是事物的本质与内部的规律性。感知觉所反映的是事物个别属性及其与外部的联系，属于感性认识；而思维所反映的是一类事物共同的、本质的、内在的、必然的联系，属于理性认识。如我们经常见到的刮风这一自然现象的状态，这是感知觉，是对刮风这一种表面现象的认识，但为什么会刮风，刮风时对环境会造成什么影响，这就要深入事物的内部，把握因果关系的思维活动。在认识过程中思维实现着从现象到本质，从感性到理性的转化，使人达到对客观事物的理性认识，从而构成人类认识的高级阶段。

（5）情绪和情感：情绪和情感是客观事物是否符合人的需要与愿望、观点而产生的体验。人们在活动与认识过程中，表现出对事物的态度，同时也表现出这样或那样的情绪和情感。如有的事物使人高兴、欢乐，忧愁、悲伤；有的事物使人赞叹、喜爱；有的事物使人惊恐、厌恶。

情绪和情感作为一种主观体验，它反映了人的主体与客体之间的关系，客体能否引起人的情绪和情感的体验，是以人的需要为中介的，凡是能满足人的需要或符合人的愿望、观点的客观事物，就会使人产生愉快、喜欢的肯定的情绪，反之，将会使人产生不愉快的情绪体验。情感是在情绪的基础上发展起来的。情绪和情感在社会生活中是个人与他人相互影响的一种方式。人的情绪和情感借助于面部表情、动作姿态、语言和语调参与交往过程，起着信息交流的作用。

（6）意志：意志是人为了达到一定目的，自觉地组织自己的行动的心理过程，也就是意识的能动表现。当人在认识客观现实并感到有某种需要时，就会确立目的，并依据它去自觉的组织自己的行动，在行动中约束自己，抑制与达到目的的不相适应的意图和行动，加强与达到目的相适应的行动。如在长征中，先辈们爬雪山、过草地艰苦奋斗，一个癌症患者顽强地与病魔抗争，这都需要意志，所以意志是与克服困难相联系的。人只有在实现预定的目的过程中，遇到困难而又坚定地、深思熟虑地组织行动加以克服，才显示出意志的作用。

（7）性格：性格是人对现实的稳定态度和相应行为方式中的心理特征的结合。性格可表现在人对事物的一贯态度。如一个人是诚实的或虚伪的；是严于律己的，还是自暴自弃的；是勤劳的，还是懒惰的，这都表现出一个人对事物、工作的态度。每个人对客观现实都有各种各样的态度，正是这些不同的态度，使人形成了各自的性格特征。

性格也可表现在恒常的行为方式上。如在发生灾情或险情的紧要时刻，有的人就会奋不顾身地冲在前头，而有的人则会袖手旁观或畏怯逃避；对工作有的人认真负责，一丝不苟，而有的人却敷衍了事、得过且过。这种英勇与懦弱，负责与不负责的不同性格，是逐渐形成的，而且也总要以一定的行为方式得到表现。人的性格是在社会化的过程中逐渐形成和发展的，一个人的动机、兴趣、理想、信念、世界观对性格具有决定的作用。性格形成的速度和质量直接依赖于个人的积极性和多方面的实践活动（如教育活动、劳动活动、人际交往等）。一些事件，身心的压力都会使人性格发生变化。如身体残伤、疾病、年龄的增长、经济破产、政治的压力或者家庭的不幸等，都可使人的性格发生重大变化。有的变得孤僻、怯懦、自卑、多疑；有的人则变得更加顽强、坚韧。总之，性格虽然是比较稳定的个性特征，但在生活过程中仍然是在发展、变化着。

（8）气质：气质是指一个人心理活动的动力特征。也就是指心理过程发生的强度、灵活性和稳定性。气质不仅表现在人的情感活动（如体验的强弱、变化的快慢等）和意志（如言行的力量、速度等）行动上，而且也表现在认识上（如思维的灵活性、感受性大小等）。由于气质特性的不同组合，就构成了不同的气质类型。气质类型分为：多血质、胆汁质、黏液质、抑郁质等4种类型。

（二）老年人心理变化的特点

老年人的各种生理活动的变化和衰退，也或多或少地影响老年人的心理活动。一方面老年人会认为自己老了，不愿意再像青年、中年时期那样，保持和提高心理活动的水平。另外，各系统的生理变化和逐渐地衰退，也使大脑的营养供应不足，身体内代谢产物积存过多，也影响大脑的功能而导致心理活动的衰退，使老年人在知觉、注意、记忆、思维、情绪、意志、气质、性格、信念和世界观等方面均呈现出与青、中年人的不同特点。

1. 知觉特点

知觉可分为对人知觉和对物知觉。人对物的知觉主要有空间知觉、时间知觉和运动知觉。这些知觉主要是通过眼睛提供的视觉线索，其次有听觉、嗅觉、味觉、运动觉等。老年人由于各种感觉能力下降，知觉能力也受到影响，有时会发生对客观事物知觉的不准确，形成错觉，常常给生活带来不便。知觉能力下降的老人横过马路时，可以把远处飞驰而来的摩托车看成自行车，并误以为在车子到来之前自己有足够的时间穿过马路，结果造成交通事故。有的老人会把墙上的钉子看成苍蝇，把百元钞票看成十元钞票。根据这些特点，特别要注意老年人的交通安全，上街时应佩带醒目标志；过马路应有人陪伴；老年人最好不要驾车。老年人的生活环境要有秩序、简洁、安静。老年人的常用物品区别要分明。

2.注意力的特点

人的注意力是靠大脑皮层、下丘脑、脑干网状结构等众多脑组织协同作用的结果。老年人因脑细胞萎缩、减少，注意力的下降是明显的，对生活有很大影响。有的老年人对新生事物接受较慢，有些老人学习、思考时间稍长就感觉疲劳，有些老人兴趣范围狭窄，有些老人对有害刺激反应迟缓，都是因为注意能力下降。根据这些特点，人们向老年人说明新情况、介绍新事物时要尽量简明、通俗易懂；安排老年人工作、学习时间要短一些；组织老年人活动要生动、鲜明，尽可能增加老年人的生活乐趣；经常检查老年人生活中的不安全因素，提醒老年人预防意外事故。

3.记忆特点

老年人脑细胞萎缩、减少，对记忆的影响是明显的，给工作、学习、生活造成许多困难。多数老年人记忆力明显下降，最突出的是学习困难，他们常常报怨自己的记忆不如从前，不愿意死记硬背。有的老年人工作中经常忘记一些重要的事情，所以总要旁人提醒，或做备忘录。有一些老人在生活中常找不到自己需要的东西；不知道下面自己该做什么；忘记别人的嘱托；想不起熟人的姓名。根据这些特点，安排老年人的学习、工作、生活就要特殊照顾。老年人的学习不宜死记硬背，应以理解为主，要注意增加学习的乐趣。老年人工作不宜太细，应以掌握原则为主，多注意利用老年人的经验。老年人的生活要有规律，日常用品摆放要固定，要有良好的生活习惯，手边应有记事本，把需要做的事写在本子上，完成一件注销一件。老年人还要注意培养广泛的个人兴趣，多与社会交往。

4.思维特点

思维是人脑对客观现实的间接的、概括的反映。它反映的是事物的本质和内在的规律。老年人由于记忆能力减退，概念形成较慢，其思维的过程受到影响，但由于经验丰富，老年人对某些事物的本质反映可能更明确。

5. 情绪特点

人的情绪反应是大脑、丘脑、脑垂体等多种器官参与的生理心理反应。老年人脑细胞和内分泌组织细胞萎缩、减少，情绪反应时内分泌腺释放化学递质的速度减慢，数量减少，故而老年人情绪反应不如年轻人猛烈。另外老年人对宏观事物多有正确评价，思想淡薄，心境比较平和，很少有激情发作。

6. 意志、气质与性格特点

由于精力、体力逐渐衰退，大部分老年人的意志不如青壮年人。老年人在行为和活动中表现为沉着、安静、迟缓、自信等气质。

有的老年人的性格向两极演变。一极是性格强化，自尊心增强、保守、固执、急躁、孤僻等。另一极是性格弱化，多疑、无自信心等。也有的老年人表现为谨慎、固执、刻板等。由于兴趣范围的狭窄及社会交往减少，造成孤独、寂寞。

7. 信念与世界观的特点

信念是人的行为的稳定的、核心的动机。当人们通过学习和社会实践活动，对有关自然和社会的理论原理、知识和见解有了肯定的理解，同时把它们作为自己生活中的指导，并为实现它们而积极从事活动的时候，就表现出一个人的信念。所以，信念是推动人们按照自己的观点和原则去行动的行为动机。老年人由于经验丰富，阅历广泛，多数老年人的信念是稳定的，不容易被说服。

当信念组成一定的体系时，就会形成世界观。世界观是人们在社会生活中形成的对周围整个世界的看法。它是社会存在的反映，是和人们所处的那个社会的科学、生产发展的水平及社会制度相联系的，而且是随着社会生产和社会制度的发展而变化和发展的。老年人的世界观已经形成并不易改变。

（三）老年人的心理需要

需要是个体内环境与外环境的稳定的需求在人脑中的反映，是人心理活动与行为的基本动力，是人心理活动的源泉。老年人的需求也随不同时期个人能力与生活需要而改变。老年人的健康来源于生理、心理、社会需要的满足。

1. 尊重

尊重包括自尊和被尊重。老年人对尊重的需要更为迫切。由于生理障碍、疾病的痛苦，使生活自理能力下降，导致老年人丧失自信，对自我价值产生怀疑。人际关系的不协调、孤独、失去家庭的帮助、社交能力降低等，都会使老年人感到不被尊重的威胁。因此，在照顾中要特别注意满足老年人对尊重的需要。

2. 情感

情感和情绪是人对客观事物是否符合自己的需要而产生的体验。情感在人的情绪生活中起主导作用。消极的情绪和情感，不利于老年人的身心健康。在护理中应设法帮助老年人摆脱不良情绪的影响，使老年人保持心境平衡，并提高应对各种压力的能力，以增进身心健康。

家庭常是老年人获得生活满足的重要来源，也是其情绪支持的基本来源。身边若有关心、亲近的家人，将会使老年人的生活更加充实。好的家庭支持系统和互动是构成老年美满生活的要素。老年夫妻彼此相伴和子女的关心、照顾有助于老年人的心身健康。

3. 社会交往

人只有在社会交往活动中才能体验到自我的价值，有社会的责任，才能更好地满足爱与归属、自尊与被尊重、自我实现的需要。老年人由于生理功能的衰退，社会活动的减少，常影响老年人与社会的交往，因此，在护理中应鼓励老年人多参加社会活动。在活动中应按照老年人的身体特点，合理安排时间及内容，使老年人能够积极参与，以便满足其需要。

4. 社会服务

老年人由于身体的衰老，机体生理功能的减退，疾病的威胁，致老年期存在着各种潜在的危机，需要全社会的帮助。因此，在老年人的护理中，要重视健康教育，重视健康老龄化的发展，加强老年人群的自我保健意识，达到健康促进。同时依靠政府、全社会以及家庭为老年人营造一个广泛的社会支持网络系统，包括物质、精神、娱乐、教育、保健、医疗、生活照顾等多方面的社会服务保障环境，为老年人提供良好的社会保障。

5. 疾病的预防

老年人机体生理功能的减退，抵抗力下降，加之老年人要面对各种心理压力，致使老年人易患多种疾病，因此应特别重视疾病的预防。

第二节　老年人护理特点

一、护理与健康

（一）护理基本概念

1. 护理

是护理人员运用自己的知识和技能，观察、了解、判断服务对象的健康状态，并以自己的工作方式，帮助服务对象解决身体、心理、社会等方面的健康问题，促进其健康，减轻病痛，提高生命质量。

护理是帮助人满足基本需要的活动，服务于人生命的全过程。包括生、老、病、死。护理的任务是促进健康、预防疾病、减轻痛苦、协助康复。养老护理员从事老年护理工作，其任务就是促进老年人的健康、预防疾病，当老年人患病时能得到良好的护理，以减轻其痛苦和残疾，提高生命质量。

养老护理员的工作应建立在对老年人的全面照护基础上，包括对老人日常生活的照料、疾病的照料、临终的照料等。使老年人"老有所养"，生活得幸福、健康、愉快。患病时得到精心的照护，临终时能平静、安宁的离开人世。

护理是科学、艺术与人道主义的结合。

2. 人

人是护理服务的对象。养老护理的服务对象是老年人，老年人可以是个体的人，也可以是指群体的老年人。人是由生理、心理、社会等方面组成的整体，同时每个人又都有自己特殊的方面。人是独特的整体。

每个人一生都经历不同的生长发育阶段，从成长、发育、成熟到衰老，人的生理功能、心理状况也随着年龄的变化而改变，在生命的不同阶段也都有着其基本的需要，这些基本需要对人生命的影响存在着差异，同时也影响着人的健康，护理是要通过自己的方式帮助人适应环境，减轻不良因素对人健康的影响，以提高人的生命质量。

3. 环境

人生活在环境之中。环境包括内环境和外环境，内环境是指人体内部的生理环境和心理环境。外环境是指人体外部的自然环境（空气、水、温度、湿度、森林、河流、房屋等）和社会环境（社会制度、经济、法律、人际关系等）。内环境和外环境对人的健康都产生着影响。

养老护理员在自己工作的岗位上，要为老年人创造舒适的养老环境，要评估老年人生活的环境和社会环境对老人产生的影响和所受影响的程度，积极协助和指导老年人如何认识来自环境的不同压力，适应这些压力的变化，提高老年人应对各种压力的能力，维持身心的健康。

（二）健康

1. 健康的定义

1946 年世界卫生组织对健康的定义为"一个人不但没有疾病和身体缺陷，还要有完整的生理、心理状态和良好的社会适应能力"。

1990 年世界卫生组织又提出健康应包括 4 个方面即躯体健康、心理健康、社会适应良好、道德健康。

躯体健康：是指身体生理功能良好，无躯体疾病。

心理健康：是指情绪稳定，积极情绪多于消极情绪，有较好的自控能力，自尊、自信、自爱，有良好的人际关系等。

社会适应良好：是指一个人的心理活动的各种行为，能适应当时复杂的环境变化，并为人所理解等。

道德健康：是指不以损害他人利益来满足自己的需要，能辨别真伪、善恶、荣辱、美丑等。世界卫生组织提出的"道德健康"的概念，强调从社会公德出发，维护人类的健康，要求生活在社会中的每一个人不仅要为自己的健康承担责任，而且也要对群体的健康承担社会公德。这是世界上每一个国家，每一个社会的人都要努力为之奋斗的目标。

2. 健康与疾病的关系

健康与疾病是一个相对的概念，也就是说一个人没有绝对的健康，健康只是与疾病相对而言。健康是一个人在一段时间中自我感觉良好，客观检查没有疾病的表现发生，心里感觉愉快、舒适，与环境和谐的一种状态。健康和疾病不是绝对的，而是一种连续的动态过程。

最佳健康　　一般健康　　略感不适　　疾病　　重病　　死亡

←－－－－－－－－－－－－－－－－－－－－→

（健康完好状态）

最佳健康状态与死亡是两个极端，两个极端之间是一条连续线，每时每刻都在变化之中，每个人都可以在这条线上找到自己的位置，养老护理员通过自己的工作，促进老年人的健康向良好方向移动，同时也要通过自己的努力，保持自身的健康。

（三）健康老龄化

"健康老龄化"是1987年世界卫生组织在世界卫生大会上首次提出的概念。"健康老龄化"应是老年人群的健康长寿，群体达到身体、心理和社会功能的完美状态。其内涵应包括老年人的个体健康、群体健康和人文环境健康3个方面。

人口老龄化是一个世界性问题。"健康老龄化"的理论和实践在发达国家受到普遍的重视。随着我国人口老龄化进程的迅速发展，国内有关专家对如何评价和实现健康老龄化政策、措施都给予了高度关注。

健康老龄化是解决老龄问题的根本。健康老龄化的着眼点是老年群体健康，但是要实现群体健康，其基础是个体的健康长寿。老年人个体的健康长寿，应体现在老年期健康岁月的延长，在生命晚期，伤残和功能的丧失时间很短，晚年生活积极而有意义，有较高的生活质量。较高的生活质量可以从3个方面来衡量，即躯体健康、心理健康和良好的社会交往能力。就个体而言也就是在进入老年之后在身体、心理、智力、社会和生活等功能均能保持应具备的正常状态，使老年人能较长时期参与有价值的社会活动。

衡量老年人的躯体健康与年轻人不同，老年人的躯体健康可体现在自己能够完成基本的日常生活活动，如吃饭、穿衣、上下床活动、如厕、沐浴等，以及保持一些基本的社会适应能力，如购物、处理财务、做家务、适当旅游等。

衡量老年人的心理健康其着眼点是老年人对生活和周围事件的态度，以及面临各种压力的适应情况。

老年人良好的社会交往能力可表现在能主动与亲朋好友交往，积极参与一些自己感兴趣的集会和活动。躯体健康是生理基础，心理健康是促进躯体健康的必要条件，而良好的社会适应能力则可以有效地调整和平衡人与自然、社会环境之间复杂多变的关系，使人处于最为理想的健康状态。

健康老龄化的目的：是让老年人掌握科普知识，建立文明科学的生活方式，促进身心健康，防治疾病，降低残疾的发生，减少卧床时间，提高生活质量，延缓衰老，安度幸福的晚年。

全社会都应重视健康老龄化的发展，不能只满足于人的长寿，而应追求健康长寿，树立"健康寿命"的新概念。

二、老年人护理特点

（一）身体护理特点

老年人随着年龄的增长，身体各系统的功能都在减弱，出现衰老现象，语言、行动也变得缓慢，给养老护理员的工作提出了更高的要求。

1. 老年人满足生理需要的困难多，需要更加耐心

（1）高龄、患病、自理困难的老年人，在日常生活自我照顾困难者较多，需要精心照料。

1）帮助老年人保持身体清洁：一些高龄、患病的老年人在日常生活中，常不能自己维持个人的清洁卫生，需要养老护理员的帮助。如每日早晚要帮助老人洗脸、刷牙，每晚睡前要为老人洗脚，天气热时还要为老人擦身或洗澡。每周要为老人洗头、洗澡1～2次，内衣、床单换洗1～2次。衣服、被褥若被打湿或弄脏要及时更换，以保持皮肤的清洁卫生。为保持老人口腔的清

洁，除早晚刷牙外，饭后还应用温水漱口。对没有牙齿的老人饭后也要漱口。戴有活动义齿（假牙）的老人，要注意义齿的护理，老人睡觉前要将义齿摘下，以防在睡眠中义齿脱落，阻塞呼吸道，发生窒息。

2）卧床老年人要注意压疮的预防：对于自己不能活动或长期卧床的老年人，除了要保持床铺平整、清洁，还需要定时更换卧位，一般至少2小时翻身一次。协助老人翻身后要观察老人的皮肤有无压疮的情况，若皮肤有受压的迹象，应缩短翻身间隔的时间，并及时采取压疮的预防措施。对肢体有瘫痪、大小便失禁的老人要随时协助其更换床单、被褥，以保持老人身体的清洁和舒适。避免发生压疮。

3）协助老年人舒适、安全的着装：

老年人的衣着要合体保暖。老人的衣服应柔软、宽松、合体，穿、脱方便，随天气的变化随时增减衣服。衣服弄脏后应及时更换。冬季宜穿轻松柔软、轻便、有弹性、保暖御寒性好的衣服；夏天适宜穿透气散热好、吸湿性强的布料衣服。春季，气候多变，早晚温差比较大，过冬天的衣服不要过早地脱下。秋天也不要过早地穿上棉衣，让身体逐渐适应寒冷，增加机体的抵抗力。老人换下的衣裤应及时洗净、晒干后收藏。

老年人外出时要戴帽子。冬季戴帽可避免受凉，夏季可遮挡阳光，避免面部皮肤灼伤和中暑。

老年人鞋袜要舒适。在夏天适宜穿轻便宽松的布鞋或软牛皮轻便鞋，其鞋的大小要合适，冬季适宜穿保暖性能好、轻便、防滑舒适的棉鞋，以便保暖和防止摔伤。老人的袜子应为宽口的棉制品袜，以免袜口过紧而影响下肢血液循环，引起老人的不适。

（2）老年人的饮食照顾要周到、仔细

1）饮食照顾要周到、耐心：老年人由于牙齿的松动或缺失，对较硬的食物咀嚼困难，吃饭慢，食量少，常常未吃完饭，

饭就凉了，需要养老护理员及时发现，将饭菜重新加热，而且食物应煮得软烂、可口。

2）设法满足老年人营养需要：由于老年人味觉与嗅觉功能减退，常感到食物没有味道，影响食欲和进食量，但老年人的饮食要求，又不能吃过多的盐和糖类。此时在护理中不但要满足老人的营养需求，还要设法使老人能增加进食量，享受进食中的愉悦。因此，养老护理员除了要懂得老年人饮食的照顾特点，还要熟悉各种食品所含营养素，并能在众多的食品中，为老人选择既好吃又符合身体健康的食品。

3）注意进食的安全：对不能自理的老年人，养老护理员要帮助老人进食。由于老年人的吞咽功能减弱，进食过快易发生呛咳，要注意老人进食的姿势，掌握适当的速度。有的老人需要喂饭，养老护理员应注意喂的每口饭要适量，速度要慢，干与稀的食物要搭配好，与老人互相配合，避免发生意外。

（3）老年人排泄的照顾技巧要熟练、细心：老年人排泄功能发生异常情况较多。如老年人活动少，肠蠕动减慢，再加上平时进食、饮水不足，食物过于精细，所含粗纤维少，容易发生便秘。也有的老人因饮食不当或疾病而导致腹泻。还有个别老人因衰老、疾病或肛门、尿道括约肌的神经功能失调，而造成大小便失禁等情况。这些发生排泄异常的老人，若得不到有效照顾，将导致各种并发症的发生，对老人的身心健康造成很大伤害。因此，养老护理员不但需要有熟练的照顾技巧，还要有高度的责任心、耐心和细心，以及良好的心理素质。

（4）老年人易发生睡眠障碍需仔细观察和照顾

1）老年人的睡眠时间要充足：老年人由于大脑皮层的抑制过程减弱，所以很难躺下后就很快入睡，睡眠不深不熟，夜间醒来的次数多，因此需要延长睡眠时间来弥补。健康的老人每天需有 8 小时以上的睡眠；70～80 岁的老人每天睡眠应在 9 小时以

上；80～90 岁的老人睡眠时间应在 10 小时以上。夜间睡眠的时间若不足，可安排在中午休息，以补充夜间睡眠的不足。养老护理员在老人睡眠时，应注意睡眠环境的调节和老人身体的舒适，以促进老人有良好的睡眠质量和足够的睡眠时间，消除身体疲劳，促进舒适，增强机体的抗病能力，达到预防疾病和延年益寿的作用。

2）及时发现老年人睡眠障碍：睡眠障碍是老年人经常发生的健康问题，如失眠、早醒、入睡难等。睡眠障碍常使得老人身心疲惫、焦虑、精神恍惚，甚至导致其他疾病的发生，需养老护理员仔细观察，能及时发现老人的睡眠问题，并能及时的寻找出影响老人睡眠的原因，以便妥善的帮助老人，使老人能得到充足的睡眠。

2. 老年人感官系统的功能下降，需要特殊的照顾

老年人的视力、听力减退，使老人与外界的沟通困难，长此以往对老人的身心健康造成不良的影响。养老护理员要设法帮助老人，弥补因视力、听力减退而造成的困难。视力不好要配戴合适的眼镜，对视力障碍老人的生活给予周到的照顾。对听力下降的老人，应选择适当的沟通技巧，如说话要清楚、耐心，必要时为老人配戴助听器。另外老年人不要随便掏耳朵，特别是不可使用较锐利的物品掏耳朵，避免扎伤耳内的皮肤引起感染。

3. 老年人对满足安全的需要程度增加

（1）老年人容易发生安全事故：老年人由于大脑的决断迟缓，控制姿势能力降低、肢体的协调功能降低，容易发生跌倒、坠床等意外。老年人跌倒的发生率可随着年龄的增高而增加。有的老人长期服用安眠药，有的老人对周围的环境不熟悉和不适应，或环境设备不合理等原因而发生跌倒。有的老人在进食的过程中易发生呛咳、噎食或误食等情况。有的老人由于身体平衡功能减退或因意识不清出现躁动，或在自主或不自主的活动中发生

跌倒、坠床等意外。因此，应注意老年人安全照顾。

（2）预防意外的发生

1）注意环境的安全设施：在老人室内及外环境的设备，应注意保护老人的安全，如取暖、用电、沐浴、如厕、室内家具、物品等设备，要从老人的需要考虑，以防不慎造成老人的损伤。养老护理员要强化安全意识，如对自理困难的老人，要随时用床档保护，以免坠床，使用热水袋的老人，要防止烫伤，老人沐浴时特别注意预防滑倒等。

2）了解老人的心理适时的帮助：有的老人不服老或是怕麻烦别人，生活中的事愿意自己动手去做，但又常不能控制自己的姿势，如自己上凳子、爬高取放物品，而发生跌倒摔伤等意外。因此，养老护理员在照顾老人时，应根据老人的具体情况，给予照顾。如对健康状况良好的老年人可以让他们自己动手，但养老护理员要守在老人的身边，避免发生意外。这样不但满足了老人自尊的需要，同时在老人遇到困难时能给予及时帮助。对健康状况较差的老人要讲解清楚，解除他们的思想顾虑，帮助老人解决生活中的需要。

3）做好老年人活动时的安全照顾：身体健康的老年人应经常在室内和户外活动，有益于老人的身心健康，但要选择天气晴朗时外出活动。雨雪天、雾天、大风天、寒冷或炎热的天气，都不宜外出。外出活动时间不要太长，每次30分钟到1小时，每日2次，以防老人疲劳。外出时走路要慢，注意安全，应有人陪伴，以防发生意外。老人急需外出办事，养老机构应通知家属陪伴或派养老护理员陪伴，保证老人的安全。

4）进食中预防误吸、误食：有的老年人在进食、饮水中易发生呛咳、噎食或误食的情况，养老护理员在照顾中要特别注意。在老人进食、饮水中作好指导，进食应采取坐位或半坐位，对不能坐起的老人要将上半身抬高30°~50°再进食，以防呛咳、误吸。对吞咽困难的老人，可将食物打成糊状，以便吞咽，预防进食中发生意外。

4. 老年人免疫功能下降易发生感染性疾病

老年人机体免疫功能下降，感染性疾病的发生率明显高于年轻人，尤其是呼吸系统与泌尿系统感染性疾病，因此，在对老年人的照顾中要注意预防感染的发生。如注意老人的保暖；重视口腔及身体各部位的清洁卫生；经常对老人生活的环境进行清洁；注意饮食卫生，餐前、便后为老人洗手；指导老人不要随地吐痰、注意经常洗手等。养老护理员在照顾老人前、后也要认真洗手。鼓励能自理的老人锻炼身体，以增强抗病的能力，预防疾病。

在有疾病流行期间，应注意老人的保护，指导老人不要去人群密集的地方，外出归来也应注意洗手和漱口。

5. 老年人机体反应能力下降患病不易发现

由于机体反应低下，老年人患病后常没有典型的临床症状，使得老人患病不易被及时发现，也容易被忽略或误诊，从而不能得到及时的治疗，而延误了病情。因此，养老护理员在对老年人的照顾中，应随时注意观察老人的身体状况，如发现有异常表现，即使最细微的表现，也要引起重视。如老人食量减少，尿量增多或睡眠时间延长，精神不振等，都要引起注意，及时报告医护人员。

（二）心理护理特点

1. 老年人知觉、感觉、注意力下降，容易发生意外伤害

老年人知觉、感觉、注意力下降，对刺激的反应变得迟钝，使得老年人遭遇危险时不能立即做出判断，容易发生意外伤害，在照顾中要特别注意防范。如老人在上、下楼梯时容易踏空，过门坎时因腿脚难以抬起，而被绊倒。在陪同老人外出时应注意搀扶，尤其在过马路时更要小心来回的车辆，以防不慎撞伤老人。

2. 老年人自尊的需要满足程度增强

自尊是每个人的基本心理需求，自尊使人生活得有价值、有尊严。老年人在过去的岁月里为社会创造了财富，为家庭承担了重任，为培养儿女做出了重要贡献。进入老年期因机体的衰老，离退休的生活状态，使老年人经济收入减少，社会与家庭承担责任能力下降，同时由于机体老化，各器官功能衰退，且常有疾病的困扰，使老人存在自我照顾的困难，需要别人、社会的帮助和照顾，导致老人产生"失落感"。但是老人人生的经历、经验、曾有的成就、家庭、社会的地位与现实状态的反差，使得老年人的自尊需要增强，很在意来自别人和社会的评价，渴望得到别人的尊重。养老护理员在照顾老人时要特别注意，在服务的行为中注意对老人的尊重，如礼貌的称呼，需要老人配合的事要先征求老人的意见，没有得到老人同意的事，不能强行操作，对老人讲话态度要和蔼等。

3. 老年人孤独的处境需要更多的关怀与照顾

由于各种原因使老年人与社会的沟通减少，信息来源减少，或因独居、丧偶或疾病等情况，加之视力、听力减退，使老人与外界产生隔绝感，久而久之使老人处于孤独状态。老年人需要关怀、亲情和爱，需要与社会交往，获得信息和友情。多数老人，尤其是患病的、自理困难的老人希望有人陪伴、关怀，感受温暖，当老人独处时，就会感到心情郁闷，情绪低落，甚至多愁善感，独自流泪。因为老年人对爱与归属的需要，不会因年龄的增长而减弱，所以养老护理员应设法帮助老人多参加社会集体活动，多与老人交谈，陪伴老人，以满足老人精神、心理需要。

4. 与老年人交流须有良好的沟通技巧

沟通是心理护理的重要技巧。与老年人的沟通是指养老护理员与老人通过语言、姿势、表情等方式交换意见、交流感情的过程，以使双方能达到相互理解、相互支持。老年人的中耳和内耳骨质增生，硬化，耳郭弹性减退，辨别声音方向来源的能力降低，听神经功能减退，严重时可出现老年性耳聋，加之老年人对刺激反应迟钝，常使得老人发生沟通障碍，因此与老人沟通时要特别注意：

（1）沟通的态度要真诚、友善：与老年人谈话时要有礼貌，并以老人习惯或喜欢的方式进行，使老人能感受到真诚、关注和尊重。并要以对成年人同样的平等方式交谈，不可使用像对待孩子一样的语言进行沟通，否则会使老人的自尊心受到伤害。

（2）倾听老年人诉说要专心、耐心：倾听时不要东张西望，心不在焉；在倾听中注意保持面对老人，以便观察老人说话的态度、表情和措辞，用心体察老人的感受。倾听是重要的心理照护技巧，养老护理员要重视运用倾听的方法了解老人，抚慰老人。

（3）与老年人说话语句要简短、扼要：言语要清晰、温和，措辞要准确，语调要平和，声音不要太高，尤其是避免因老人听力不好时，而大声叫喊，因为这样会使老人自尊心受到伤害。如果老人未听清你说的话，可以重复或改变一些方式，或借助手势、姿势或实物，以帮助老人的理解。对老人说话的速度不要太快，以便让老人能听得清楚，听得懂。

（4）当向老人询问时，要把问题说得简单、清楚：一次只向老人提一个问题，以便老人回答。同时，也要为老人提供足够的时间，来理解你的语言，以便做出反应。在沟通中若遇到老人一时回想不起来的语句，照护者可适当向老人提示。

（5）在与老人交谈中要不断核实，自己是否准确地理解了老人所表达的意思，如果没有听清楚老人的话，可请老人再说一遍，或者重复一下自己的理解，并使老人确认你的理解是正确的。

（6）当老人心情不好、生病或感到害怕、恐惧时，养老护理员者应陪伴老人并适当地运用触摸，如握着老人的手、扶持其手臂、肩膀等方式，向老人表达温暖、关爱和支持，但注意不要抚摸老人的头部，因为这样可能触犯老人的尊严。触摸是一种很好地表示关怀的沟通形式，但在使用中要注意了解老人的社会文化背景，因为不同的社会文化背景的环境对"触摸"方式的理解、使用是不同的。

（7）及时用点头、微笑或语言来向老年人反馈自己的感受，同时也要学习适当的接受来自老人的触摸，如老人有时会摸摸养老护理员的头发、手臂或脸颊来表达对照护者的谢意。

（8）不要在老人能看得见的地方与其亲友或工作人员窃窃私语，以免使老人产生误解而引发矛盾。

（9）如老人表达出的意见不正确时，不可立即反驳、纠正或与老人争论，以免使老人困窘和不满。在与老人相处中，有时老人也可能做出一些不恰当的事，此时也不可采用警告、命令等方式指责老人，因为这样可能会造成老人的反感、抗拒或更加的不合作。

总之，养老护理工作是一种复杂、细致、技术性强的工作，需养老护理员的耐心、细致，以及高度的责任心的工作，才能使老人得到良好的照顾，使老人能保持愉快的情绪，使他们的生活过得丰富多彩，充满活力。养老护理员还可以结合老年人自己的爱好、文化知识基础和生活条件，用一些有益、有趣的事情来提高生活情趣。扩大人际交往对保持老年人的健康、心情舒畅、愉快的情绪是十分重要的。

第三节　老年人营养需求

营养是保证人体健康的基本条件，人们每天通过吃进去的食物，吸收人体所需的各种营养素，以供给人体正常的生长发育和从事机体各种活动的需要。所以营养是人体摄取、消化、吸收和利用食物中的营养素来维持生命活动的整个过程。每种营养素都具有一定的生理功能，任何一种营养素的过多或缺乏，都会对人体的健康带来影响。健康的营养对老年人的身体健康、增强体质同样起着重要的作用。

一、营养素

（一）营养素来源

人的营养来自食物，食物中具有营养作用的有效成分称为营养素。

人体需要的营养素有数十种，可概括为 7 大类：蛋白质、脂肪、糖、维生素、无机盐、水和膳食纤维。各种营养素都有一定的功能，一种营养素可兼有几种功能。要维护人体正常生理功能，任何一种营养素都是不可缺少的。好的营养首先是能够供给人体所需的各种营养素，并且质和量分配适当，可使人们精力充沛，体格健壮，劳动效率提高，抵抗疾病的能力增强，防止过早衰老。反之营养不良或营养不当，就会导致人们健康状况不良，精神不振，对疾病的抵抗力下降，甚至导致一些疾病，如冠心病、高血压、高血脂、糖尿病、肥胖症等。因此营养与健康关系密切，它不但影响人的健康、寿命，同时也影响着人们的生活质量。

（二）营养素的功能

1. 蛋白质

蛋白质是一切生命的基础，是人体组织细胞构成的重要成分，分散在各器官、组织和体液内。蛋白质在体内具有多方面的生理功能为：

（1）构成与修复身体组织：并具有免疫和遗传功能。

（2）调节生理功能：它是组成酶、激素和抗体的重要成分，这些物质对机体的生理功能的调节起着重要作用。

（3）供给热能：蛋白质在体内分解代谢时可产生大量的热能供人体使用，是人体热能来源之一，其提供的热量占人体总热量的10%～14%。

构成蛋白质的基本单位是氨基酸，其中有必需氨基酸和非必需氨基酸。必需氨基酸需要由食物供给。食物中的营养价值，除了视其含量多少以外，更重要的是看其必需氨基酸是否齐全，配比是否合适。必需氨基酸的成分和比例愈接近人体内蛋白质的组成，其利用率就愈高，生理价值愈高，质地就愈优。

提供蛋白质来源的食物有：奶类、蛋类、瘦肉、大豆、小麦和玉米等。

2. 脂类

脂类是指脂肪（三酰甘油，曾称甘油三脂）和类脂（胆固醇、磷脂、糖脂等）。脂类在人体内含量较蛋白质略少，它们在人体同样具有十分重要的生理功能。脂类分布于皮下、腹腔、肌肉和脏器的周围。脂类的生理功能：

（1）供给热能：脂肪体积小，但产热多，它可提供人体约15%～20%热能。同时也是人体储存热能的主要形式。

（2）构成组织细胞：磷脂和胆固醇是人体细胞的主要成分，尤其在神经细胞中含量更多。

（3）供给人体必须脂肪酸：必须脂肪酸是人体不能合成的脂肪酸，必须通过食物供给。

（4）促进脂溶性维生素的吸收和利用：如维生素A、D等的吸收，需要脂肪作为载体方可被吸收和利用。

（5）填充各内脏器官之间的间隙：由于脂肪在体温下呈液态，分布在组织间隙和脏器的周围，可起到垫衬和支撑的作用，使得脏器免受震动和损伤。

（6）增加膳食的香味：脂类食物在胃内排空较慢，可延缓饥饿感的产生。同时脂类可以提高食物的香味，有利于增进食欲。

提供脂类来源的食物有：各种含脂肪的食物，如各种油类、肉类、动物内脏、蛋黄、奶油等，另外食入的碳水化合物在人体内可转化为脂肪。

3. 糖（碳水化合物）

糖是人体重要的能源，其提供的热量占人体总供热量的60%～70%。体内糖的贮备量很少，一般只够4小时使用，因此我们每日需要多次补充糖。糖在体内以糖原的形式贮存在肝脏，被称为肝糖原。糖的生理功能：

（1）提供热量。

（2）构成身体组织：糖是人体合成蛋白质和脂肪的重要物质，如糖蛋白、核蛋白、糖脂等都有糖参与组成。糖与蛋白质合成糖蛋白，部分糖蛋白是具有重要生理功能的抗体。糖可与脂肪结合成糖脂，糖脂是神经组织的重要成分。机体若摄入过多的糖类时，这些糖可转化为脂肪储存起来，因而会使人发胖。

（3）保护肝脏的解毒作用。

（4）维持心脏和神经系统的正常功能：血液中的葡萄糖是神经系统热能的唯一来源。当血糖降低时，可能出现昏迷、休克，甚至死亡。

（5）抗酮作用：糖有抗酮作用，能减少酮体的产生，防止酸中毒。

提供糖的主要来源是米、面、薯类、水果等，蔬菜中也含有可利用的糖类，如果糖等。

4. 维生素

维生素是一种维持机体正常生命活动的重要物质。虽然它不是人体组织的原材料，也不能供给人体能量，机体对维生素的需求量也很少，但它是人体不可缺少的营养物质。维生素的生理功能是参与并促进新陈代谢的调节。

维生素分两大类：脂溶性维生素和水溶性维生素。

（1）脂溶性维生素：包括维生素 A、D、K、E 等。

1）维生素 A：主要生理功能是维持暗视力，防止夜盲症，保护皮肤黏膜的完整性，对预防萎缩性鼻炎、干眼病、老年性阴道炎都有重要的作用，同时可促进创伤的愈合，并具有抗衰老、抗肿瘤等作用。

维生素 A 的主要来源有肝、鱼肝油、奶类、奶油、蛋黄、鱼子和海产动物脂肪等。胡萝卜素存在于各种有色蔬菜中，红心白薯中含量也很丰富。

2）维生素 D：主要生理功能是促进钙的吸收和利用，是预防老年人骨质疏松和儿童佝偻病（维生素 D 缺乏症）的重要物质。人的皮肤含有可转化成维生素 D 的物质（7-脱氢胆固醇），皮肤经紫外线的照射可合成维生素 D_3。所以常晒太阳也可防止维生素 D 的缺乏。

维生素 D 在肝、鱼肝油、蛋类中含量较多。

3）维生素 E：是一种生理抗氧化剂，具有抗衰老、抗癌的作用。

维生素 E 在各种植物油含量丰富，如大豆油、花生油、芝麻油等，此外绿色植物、肉类、奶类、蛋类中也有丰富的含量。

（2）水溶性维生素：包括维生素 B 族和维生素 C 等。

1）维生素 B 族：有维生素 B_1、B_2、B_6、B_{12}、叶酸等。

维生素 B 族在体内参与人体内蛋白质、核酸及糖的代谢，对促进红细胞的成熟（B_{12}）、维持神经系统的正常功能有重要作用（B_1、B_{12}）。老年人缺乏维生素 B 族时可影响食欲和消化，也会造成急躁、爱发脾气、情绪低落、易于疲劳等不良精神状态，有时还可出现皮肤干燥、皲裂等症状。

维生素 B 族在豆类、粗粮、蛋类、瘦肉和绿色蔬菜中含量较多。

2）维生素 C：维生素 C 对人体有多种生理功能。如身体生理氧化还原过程，维持牙齿、骨骼、血管、肌肉正常功能，促进伤口愈合、促进抗体形成，增强人的免疫功能，并具有解毒、降血脂和预防感冒的作用。维生素 C 对老年人很重要，维生素 C 缺乏将导致老年人抵抗力下降，引发多种健康问题，所以老年人要注意维生素 C 的补充。

维生素 C 在新鲜蔬菜、水果中含量多，如鲜红枣、猕猴桃、红辣椒、大青椒、山楂、橙子、菜花、蒜苗、沙田柚等。

5. 矿物质

矿物质由许多元素组成，现在已知元素有 50 多种，其中一部分含量较多，如钙、钾、钠、磷等，另一部分含量较少，被称为微量元素，如铁、锌、碘、硒、氟等。

(1) 钙：钙是人体内最为活跃的微量元素之一，含量也较为丰富。正常人体内含钙量可达 1～1.3 公斤，其中 99% 集中在骨骼和牙齿，1% 存在于体液、软组织与血液中。钙离子在神经、肌肉兴奋冲动的传递，心动节律的维持，血液凝固，内分泌、糖的合成与分解，电解质的转运以及细胞生理过程中发挥重要作用。老年人骨钙丢失较多，易引起骨质疏松，腰酸腿痛，进而发生脊柱畸形和骨折。另外骨质的破坏，使一些游离钙在关节附近沉积，形成骨质增生症。

钙在虾皮、牛奶、奶酪、海带、发菜、大豆制品、银耳、木耳、紫菜、南瓜子、西瓜子等食品中含量丰富。

(2) 铁：人体内的铁约有 3.5～4.0 克，其中 75% 存在于血红蛋白中。铁是构成细胞的原料，参与血红蛋白、肌红蛋白、细胞色素和某些酶的合成，主要担负氧气和二氧化碳的运输。缺铁会使人患贫血症。老年人消化功能降低，胃液分泌减少，会影响铁的吸收，所以要注意铁的补充。

含铁丰富的食品有：黑木耳、海带、紫菜、虾、桂圆、银耳、芝麻酱、大豆、瓜子、猪肝、芹菜、菠菜等。

6. 膳食纤维

膳食纤维是指植物性食物中不能被人体消化吸收的一类物质。

膳食纤维是一些大分子的物质，不能被人体吸收，但它有重要的生理功能。其主要的作用是，使粪便体积增大变软，刺激肠蠕动，有利于排便，减少便秘和肠癌的发生。膳食纤维可与胆酸结合有利于减少胆固醇吸收，降低胆固醇，防止高血脂。膳食纤维还可以延长食物在胃内的停留时间，减慢人体对葡萄糖的吸收，使餐后血糖上升延缓。

膳食纤维存在于植物性食物中，如玉米、粗加工的小麦、薯类、豆类、水果和绿色蔬菜中，都含有丰富的膳食纤维。

7. 水

营养过程离不开水，水是极重要的营养因素。人体中没有纯水，而是以体液的形式存在。水约占成人体重的60%。营养物质必须溶于水中才能被充分吸收利用，代谢产物和废物也必须通过水才能被运送和排泄出体外，水还具有润滑作用、蒸发散热、调节体温、保持皮肤的柔软弹性等重要生理功能。

保持机体水平衡十分重要，正常成年人每天需摄入水量约2500毫升（喝水、吃饭进水、生物氧化水及其他方式的进水量），排出水量约2500毫升（尿、粪、呼吸、出汗等生理活动排出水量）才能达到水的平衡。摄入水量过多、过少或排出水量过多、过少，都会导致水代谢的不平衡，引发多种健康问题。

二、老年人的营养需求

饮食的质与量影响老年人的健康与寿命，由于老年人的生理特点，对营养饮食有特殊的要求。通过对老年人的饮食的特殊照顾，可以预防老年人过早衰老，减少老年性疾病，维护其健康。

1. 适当的控制热能的供给

老年人的基础代谢逐渐降低，一般比成年人降低 10% ~ 15%，加上体力活动减少，所以热能的需要量相对减少。若老年人摄取热能过多，容易转变成脂肪贮存于体内，使身体过于肥胖，并且易导致动脉硬化和糖尿病，以致影响寿命，因此，老年人应适当控制热能的供给。

2. 提供足够的优质蛋白质

蛋白质对老年人的营养非常重要，因为老年人体内的新陈代谢过程是以分解代谢为主，所以膳食中要有足够的蛋白质来补充机体蛋白质的消耗。但是由于老年人的消化功能减弱，肾脏功能减退，对蛋白质的消化、吸收和利用能力较差，也不能过多的供给蛋白质，因此，供给老年人的蛋白质应以生理价值较高的优质蛋白质为主，如，大豆、奶类、鱼类、瘦肉和蛋类等。

3. 脂肪的摄入量要适当

对老年人脂肪的供给不能太多也不能太少。太多既不易消化，也对心血管和肝脏不利；太少又可影响脂溶性维生素的吸收和饮食的制作，也会影响老人的食欲。所以对老年人脂肪供给的关键，是要尽量供给含不饱和脂肪酸较多，而胆固醇含量较少的脂类食物，这对预防动脉粥样硬化的发生有重要意义。

因此，老年人的膳食中脂肪的供给要以植物油为主，如橄榄油、花生油、葵籽油等，尽量减少含胆固醇高的食物，如蛋黄、动物内脏、肥肉和鱼子等。

4. 注意矿物质的补充

对老年人来说，钙的供应尤其重要，因为一般老年人的胃酸减少，影响钙的吸收和利用，老年人也容易发生钙代谢障碍，甚至出现骨质疏松症，所以应供给含钙丰富的食物，如奶类、豆类、虾皮、木耳等。另外要注意铁的补充，以预防贫血症的发生。

5. 维生素的摄取要充足

老年人维生素的供给要充足，特别是维生素 A、D、E、B_1、

B_2、C 等，这些维生素对维持老年人的健康，增强抵抗力，促进食欲和延缓衰老等方面，均有重要的作用。因此，对老年人的维生素供给量应稍多于一般成年人。

6. 提供丰富的膳食纤维

以预防老年人便秘、高血脂以及肠癌的发生。

7. 注意水分的补充

老年人容易出现水平衡的失调，应注意合理的补充水分。

三、老年人的合理膳食

根据老年人咀嚼能力和消化能力较差，以及营养需要的各种特点，在膳食的选择、加工、烹调及调配上应注意以下几点：

1. 食物多样化

主食应提倡米、面和杂粮混食，食物多样化对利用蛋白质的互补作用、提高主食中的蛋白质的生理价值是十分有益的。副食要荤素搭配，以素为主，配有适量瘦肉、鱼、禽、蛋、豆制品，以补充优质蛋白和脂溶性维生素。

2. 多吃新鲜蔬菜和水果

这样可保证维生素及微量元素的供给，其中蔬菜和水果的膳食纤维有促进胃肠蠕动的作用，可防止粪便在肠内的滞留，这对预防便秘和肠道肿瘤的发生有一定的作用。

3. 经常食用海产品

鱼类含有丰富的优质蛋白，对老年人的身体十分有利，另外海带、紫菜等海生的植物食品，不但含有丰富的钙、铁，同时对防止动脉硬化，减少脑血管意外的发生也有一定作用。

4. 食物要清洁、不变质，制作应精细

选择食物原料时要注意其质量、颜色，应选用味道新鲜、营养素齐全，维生素破坏较少的食物。烹制食物应适合老人食用，如菜、肉等要切碎、煮烂。也可根据老人进食的习惯，将食物切成不同的形状，以便于老人食用。制作时尽量避免油炸的食物。在食物制作过程中要注意食品的卫生，规范操作程序。

5. 吃饭要定时定量

吃饭要定时定量，合理分配三餐的食量，每餐不宜过饱，晚饭要吃少，尤其不可暴食暴饮，以免加重心、肾的负担。吃饭要细嚼慢咽。食物的温度要适宜，不可过热或过冷。

6. 食物宜清淡少盐

经常吃高盐食物与高血压的发生有密切关系，每日吃清淡的食物可减少高血压，心脏病的发生率，老年人一般每天食盐的摄入量不超过 6 克。

烟、酒、辛辣或刺激性强的食物应少吃，饮酒过量增加意外伤害和高血压卒中的可能，若喜欢饮酒可少量的饮用红葡萄酒，绝不可酗酒。

7. 注意每天补充适量的水分。

8. 可选用预防衰老的食品

具有抗衰老的食品种类很多，最常见的有花生、蜂王浆、芝麻、枸杞子、花粉食品、甲鱼、燕麦、木耳等。

第三章　老年人日常生活的照护

　　老年人日常生活的照护包括对老年人生活环境的照料、老年人的起居、身体卫生的照料和老年人安全的照护，如口腔清洁、皮肤清洁、头发护理、压疮预防、床单位的整理，以及老年人睡眠、饮食、排泄和安全等方面的照料。养老护理员通过这些照料，可帮助老年人清除身体上的污垢，有利于身体代谢产物的排出，防止细菌的生长繁殖，促进血液循环，预防并发症，增加身体的舒适感，满足了老年人身体、心理和安全的需要。

第一节　老年人清洁卫生的照护

一、老年人生活环境的照护

　　老年人的居室是老年人休息和活动的主要场所，为老年人创造一个安全、舒适、安静、整洁、温暖的环境，是满足老年人生理、心理、社会方面的需要，也是养老护理员的重要职责。

（一）老年人生活环境的调节

　　1. 老年人的房间位置，最好选择朝向南或东南，阳光能够照射到，房间应有窗帘或百叶窗的设备。老人经常活动的区域，如走廊、卫生间、楼梯边上应装有固定的扶手，且稳定、牢固。门口地面不设门槛，台阶的终止边缘要涂颜色标记，以方便老人的安全出入。

　　2. 老年人的房间的设备应简单、实用，家具应靠墙摆放，物品不要放在老人经常经过的地方，牵拉电线不要在老人常活动的区域，以免老人被绊倒。

3. 老年人的房间应设有卫生间，便于老人的使用。卫生间的门应向外开，以便老人在排便时若发生意外能及时进入卫生间进行急救。卫生间应有坐位便桶和扶手，以方便老人自己蹲坐和起身，能安全排便，卫生用品应放置在老人便于拿取的地方。浴室要有防滑设备。

4. 房间内要设置老年人呼叫器或按铃，使老人有急需帮助时，其呼叫能被护理员及时听到。

5. 老年人的床要牢固、稳定，床的高矮要合适，以保证老年人上下床的安全，床垫的软硬要适宜，老人的床不宜太软，过软的床容易凹陷引起腰痛，床太硬又易导致身体受压。

老年人的被褥要柔软、透气性好，以棉织品为佳。床单要能包裹在床垫下，使床单平整、无皱褶，对失禁的老人床单上可加一个小单或尿垫，以便随时更换。

老年人的枕头要舒适，高低要合适，枕头过低容易导致睡眠障碍，或引起眼睑水肿，枕头过高又会造成颈部、肩部肌肉僵硬、疼痛等不适。一般情况枕头以 7～8 厘米高为宜，也可根据老人个人习惯调整，但要注意有颈椎病的老人不能使用高枕。另外老年人的枕头软硬要适度，枕头应经常晒洗。

（二）老年人居室的采光

随着年龄的增长，老年人的视力逐渐减退，眼花，辨别颜色的能力减弱，因此，老年人房间的光线要求是：

1. 采用自然光源

房间的窗户要明亮，使阳光能照入室内，可使老人感到温暖、明亮，但阳光不要直射老人的眼睛，以免引起老人目眩，老人午睡时应用窗帘遮挡光线。

2. 使用人工光源

注意房间内采用的灯光要明亮、柔和。夜间老年人睡眠时，可根据老人的生活习惯，采用地灯或关闭灯光，以利睡眠。老年人经常走动的地方，如室内、走廊、卫生间、楼梯、阳台等处，均要有照明设备，并应适当提高照明的亮度。晚间电灯开关处应设灯光照明，使老人容易找到开关。老年人床头应设床头灯或台灯，以方便老人夜间使用。

（三）老年人室内的整洁

1. 老年人室内应经常保持清洁、整洁。物品应放置整齐，同时要便于老人的取用。老人的居室应定期大扫除，每天清扫室内卫生时要用潮湿法，不要用毛掸清扫，以免灰尘飞扬。用清洁、潮湿的抹布擦拭桌椅家具，抹布要经常清洗。

2. 老年人的床铺应保持清洁、干燥、平整、柔软、舒适。养老护理员每天要协助老人整理床铺，每周定期为老人更换清洁的被单，对有尿便失禁的老人应随时更换被污的被单，老人的被褥应经常晾晒。

3. 老年人的房间应经常通风，以保持室内空气的清新。

（四）老年人室内温、湿度

老年人的机体对温、湿度的调节能力下降，温度稍低一点老人就会感到十分寒冷，因此，要注意室内温、湿度的调节，一般老年人房间的温度冬季以 18～22℃ 为宜，夏季以 28～30℃ 为宜，相对湿度在 50%～60% 为宜。温度、湿度过低或过高都会使老年人感觉不适。

（五）老年人环境的美化

老年人室内、走廊和院内应尽可能的种植一些花草、树木。老年人房间床单位的装饰、摆设要以老年人的喜好安排，如老人的桌上放置家人的照片、日历以及老人每天喜欢的东西，老人使用的物品每天要进行整理，摆放整齐、美观，并便于老人使用，美丽、清新的环境有利于老人的身体健康，养老护理员应尽可能为老年人创造一个舒适的生活环境。

二、老年人起居与清洁卫生的照料

清洁是人的基本需求之一，是维持和获得老年人健康的重要保证，通过清洁可达到清除微生物及其他污垢，防止病原微生物的繁殖，促进血液循环，有利于体内代谢的废物的排出的目的，同时清洁还可使身体舒适，心情愉快，并满足人自尊的需要。因此清洁不但是人的生理需要，也是人的心理需要。

（一）协助老年人起床、就寝

对老年人晨晚间的照料包括：更衣、刷牙、漱口（不能自理者做口腔清洁）、洗脸洗手、梳头、洗脚、会阴清洁、整理床单位。照料时根据老年人自理程度给予适当的帮助：

1. 能自理的老年人可自己起床、穿衣或就寝，必要时养老护理员给予帮助。

2. 对能部分自理的老年人，起床时养老护理员在征得老人的同意后，扶持老人坐起，为老人穿衣，扣好衣扣，然后协助老人穿好裤、袜、鞋。根据老人的自理程度，协助洗脸、手和刷牙。老人就寝时，帮助老人洗漱后，用同样的方法协助老人脱衣、上床睡觉。

3. 对完全不能自理的老年人，养老护理员需为老人在床上洗脸、手、和进行口腔清洁，整理老人的衣裤、扫净床上的渣屑，使床铺平整、清洁，并为老人翻身，按摩肢体肌肉，并检查易受压的部位，观察局部有无压疮发生，以便采取相应的措施，预防压疮的发生。晚间老人入睡前按同样的方法，为老人做好身体和床铺的清洁整理，以利老人的睡眠。

（二）协助老年人更衣

服装不但有保暖和遮体的作用，同时还有适应健身活动，表现个性和社会性的作用。

着装可显示一个人的健康和精神面貌。服装对老年人的健康穿好，再将衣服向上拉，将圆领套于老人的头上，整理平整衣服。脱衣时将衣服向上拉至胸部，先脱出双臂，再向上至头部脱下衣服。

3. 帮助老年人更衣注意点

（1）态度要认真，动作要轻稳。

（2）注意室温的调节，以防老人受凉。

（3）操作中要经常询问老人有无不适，避免过多翻动和长时间暴露老人身体。

（4）应注意选择合体、舒适的衣服。在操作中应尽量鼓励老人自己穿脱衣服。

（5）应协助老人整理好自己的衣服，以便老人自己拿取。

（二）协助老年人清洁口腔

口腔是病原微生物侵入人体的主要途径，正常人的口腔内经常存有大量微生物，当身体健康时，由于身体抵抗力强，通过饮水、刷牙、漱口等活动，对清除微生物起到一定作用，所以很少发病，但老年人机体抵抗力低下，进食少，消化液分泌减少，对口腔内细菌的清除能力下降，使细菌很容易在口腔内生长繁殖，而导致老年人口腔发生感染或其他的并发症，因此协助老年人作好口腔清洁是非常重要的。养老护理员可根据老人的自理程度帮助老人进行口腔清洁。

1. 自己能刷牙的老年人口腔清洁法

协助老人准备用品：牙刷、牙膏、漱口水、毛巾、吸管、塑料巾或围巾、水盆等。

（1）能走动的老年人，搀扶老人到水池前，将挤好牙膏的牙刷递给老人，先协助老人漱口，后刷牙，老人刷牙后，用毛巾清洁面部，或协助老人洗脸。清洁结束，搀扶老人回床，或椅上。

（2）不能走动的老年人，扶持老人在床上坐起，在老人面

和舒适程度同样有着一定的影响，养老护理员要给　　　穿
重视。

1. 老年人衣着的选择

老年人衣服宜选择柔软、透气性好、宽松的棉制品服
自理的老年人服装款式、色彩的选择应尊重老人的意愿，
是保暖、舒适、穿脱、活动方便。

老年人的袜子，宜选择棉质的松口袜子，袜口不要过紧
紧的松紧口袜子常会导致老年人下肢静脉回流不畅，使脚踝因
勒而肿胀不适。老人的袜子要勤洗换，保持足部的清洁干爽。
老人足部有鸡眼、胼胝（茧子）不可自己切割，应请医生诊治。

老年人的鞋，大小要合适，而且透气性要好，柔软、舒适，
一般以软底皮鞋或布鞋为好，不宜穿过硬的皮鞋，尤其是患糖尿
病的老年人，更要注意鞋的选择。夏天老年人不宜穿塑料或人造
革的凉鞋，另外前后均镂空的凉鞋老年人穿着容易打滑不安全，
也不宜穿。老人的鞋袢以尼龙搭扣为好，便于穿脱。

2. 帮助老年人更衣的方法

对自理困难的老年人，养老护理员要帮助其穿、脱衣服。

（1）穿、脱开身衣服：对卧床老年人穿衣时，先穿近侧衣
袖，再将衣服平整的放于老人身下，协助老人翻身侧卧，面向养
老护理员，将衣服从老人身下拉出，穿好远侧衣袖，扣好衣扣。
脱衣时先脱远侧衣袖，再脱近侧。若老人一侧肢体活动困难，穿
衣时应先穿手臂不灵活的一侧衣袖，再穿较灵活的一侧，脱衣时
先脱手臂灵活的一侧，再脱不灵活的一侧。

穿裤时先将老人的裤子两裤腿呈"8"字形分别套于养老护
理员的一侧手臂上，一手拿住老人的脚，一手将裤子穿于老人的
腿上，系好裤带（老人的裤腰处宜选择松紧带为好）。脱裤时将
裤带解开，向下脱出即可。

（2）穿、脱圆领衣服：卧床老年人穿衣时先分别将两手臂

前铺塑料巾，水盆放塑料巾上，将准备好的牙刷，递给老人，协助老人漱口、刷牙、清洁面部。

（3）不能起床的老年人，协助老人翻身侧卧，将头肩部用枕头稍垫高，头肩部下铺塑料巾，协助老人用吸管，吸水漱口，再将牙刷递给老人刷牙，刷牙后帮助老人清洁面部。

对于不能使用牙刷者，可用清水漱口数次，以使口腔清洁。

2. 自己不能刷牙的老年人口腔清洁法

（1）棉签擦拭法：

准备用品：漱口水、棉签（棒）塑料巾和毛巾，润唇油等。

操作方法：将老人身体侧卧，面向养老护理员，塑料巾与毛巾围于老人胸前，用棉签（棉棒）沾水适量，按口唇→牙齿→牙龈→颊部→上腭→舌及口腔各部位的顺序进行擦拭。清洁结束为老人清洁面部并擦干。整理用品。

擦拭时注意棉棒不可过湿，每次用一个棉棒，擦拭清洁后，给老人口唇上涂润唇油。

（2）棉球擦拭法：

准备用品：漱口水、棉球、镊子2把、压舌板、弯盘2个（或水碗2个），毛巾、吸管、塑料巾，润唇油等。

操作方法：向老人解释，征得老人的同意，然后将棉球数个放于一弯盘中，用漱口水浸湿。协助老人身体侧卧，面向养老护理员，塑料巾与毛巾围于老人胸前，镊子夹取棉球，先湿润口唇，再夹取棉球分别按顺序，擦拭牙齿→牙龈→颊部→上腭→舌及口腔各部。清洁结束为老人清洁面部并擦干。整理用品。

擦拭时注意点：棉球不可过湿，以免使老人发生呛咳；一个棉球只可使用一次；如果老人的意识不清，操作中不能配合，可使用压舌板帮助老人张口，进行口腔清洁。

3. 义齿清洁法

许多老年人使用义齿，义齿应每天清洁，以防口腔的感染。

准备用品：装义齿的水杯、棉棒、牙刷、洗牙液、毛巾等。

操作方法：向老人解释，征得老人的同意，摘取义齿（一般先取上面的义齿，后取下面的义齿），用牙刷或棉棒蘸取洗牙液或直接在流动清水下刷洗干净，再协助老人戴上。晚饭后或老人睡眠前再取下义齿刷洗干净，浸泡于清洁的冷水杯内保存。整理用品。

注意事项：对意识不清的老年人应将义齿拿下，刷洗干净，放于清洁的冷水杯内浸泡保存；戴义齿前应将义齿浸湿后再戴；义齿不可浸泡在热水或酒精中保存；使用义齿的老年人不宜吃太硬或过黏的食物。

（三）老年人头发的清洁与梳理

1. 梳头法

准备用品：老人自备的干毛巾或头巾、梳子、纸巾等。

操作程序：将干毛巾围在老人的肩上（如老人卧床时毛巾围于枕上），先打开打结的头发，一手压住发根，一手拿梳子梳理头发至整齐（如果老人为长头发，应从发梢逐渐梳到发根），将脱落的头发置于纸巾上包裹，撤下毛巾，为老人整理床铺、衣服，清理用品。

注意事项：为老年人梳头动作要轻，不可强行梳拉，如头发纠集成团，可用少量白酒湿润后再梳理。

2. 坐位洗头法

准备用品：干毛巾、毛巾、洗头液、梳子（均为老人自备）、40～45℃热水及水壶、坐椅等。

操作方法：向老人解释后，搀扶老人坐水盆前，将干毛巾围在老人的胸前，松开头发，嘱老人手扶盆缘，闭双眼低头于水盆中，一手扶持老人头部，一手冲热水湿发，再涂洗发液揉搓头发并按摩头皮，洗毕用热水冲净头发，为老人擦干头发与面部，将头发梳理整齐（有条件可用吹风机吹干头发），搀扶老人回床休息，整理用品。

注意事项：洗发时随时注意询问老人有无不适，水温是否合适，揉搓是否恰当，以便随时调整操作方法。

3. 床上洗头法

准备环境：调节室温，关闭门窗。

准备用品：大毛巾一条、毛巾两条、橡胶单、洗头液、梳子、污水桶，40～45℃热水及水壶、棉球、扣有水杯的水盆（或马蹄形垫、床上洗发器），必要时准备电吹风机等。

操作方法一：水盆扣杯洗发法

向老人解释征得同意，询问老人是否需要便器并给予帮助。

将用品携至床旁，把一毛巾放于水盆内的水杯上，协助老人斜角仰卧、头置于床边，移枕头于老人的肩下，将橡胶单与大毛巾铺于肩下枕上。松开老人的衣领向内折叠，干毛巾折叠后围于老人颈部，一手托住老人的头部，一手将扣有水杯的水盆放于老人的头下（使老人的头枕于水杯上），用棉球堵塞双耳。松开老人的头发，先冲少量温水试温（询问老人水温是否合适），再用温水冲湿头发，涂擦洗发液揉搓并按摩头顶、枕部、头两侧头发及头皮，再用温水洗净头发，洗发毕擦净老人面部，一手托住老人头部，一手撤去水盆，用颈部干毛巾包住并擦干头发，将枕头放回原处，取下耳内棉球，为老人吹干头发并梳理整齐，撤去橡胶单与大毛巾，协助老人取舒适卧位，整理老人衣服及被褥（必要时更换清洁衣服、被单），整理并清洁用品，开窗通风。

操作方法二：床上洗发器洗发法

向老人解释征得同意，询问老人是否需要便器并给予帮助。将用品携至床旁，协助老人斜角平卧，头置于床边，将枕头移至老人肩背部下，橡胶单及干毛巾铺于枕头上。松开老人衣领向内折叠，另取一条干毛巾折叠成长条围于老人颈部。一手托住老人的头部，另一手将床上洗发器垫于老人头下，使老人的头枕于洗发器上，用棉球堵塞双耳，将洗发器的排水管下接污水桶。

松开老人头发，先冲少量温水，询问老人水温是否合适，再用温水冲湿头发，涂擦洗发液，用指腹揉搓头发并按摩头皮（用力适中，由发际向头顶部方向揉搓），然后用温水冲洗净，再用颈部的干毛巾擦净面部并包裹头发。洗毕一手托住老人的头部，一手撤去洗发器，将枕头移回老人的头下，取下耳内棉球，用包头的毛巾擦干头发（必要时用电吹风吹干），梳理整齐头发，撤去橡胶单和大毛巾，协助老人取舒适体位，整理老人衣服和被褥，再开窗通风。

操作方法三：马蹄形垫洗发法

操作方法同床上洗发器洗发法。

注意事项：

（1）洗发中随时注意观察老人的反应并询问其感受，如有无不舒适，揉搓是否恰当，水温是否适宜，体位是否舒适等，以便根据老人的要求调整操作方法。

（2）操作动作应轻柔、敏捷、准确，以免引起老人的不适和疲劳。

（3）注意室温与水温的调节，及时擦干老人的头发，以防老人受凉。

（4）操作时防止水流入眼、耳或沾湿衣服或被褥，如已沾湿衣服或被褥应及时更换。

注：马蹄形垫制作方法：用数张纸（可用废旧的报纸代替）卷成筒状，外包浴巾再卷起，围成马蹄状水槽，上面覆盖大塑料布或橡胶单即可使用。

（四）老年人身体的清洁

1. 老年人皮肤特点

皮肤具有保护机体、调节体温、吸收、分泌及感觉的功能。完整的皮肤是天然的屏障，可阻止微生物的侵入。清洁的皮肤使老年人身体舒适，心情愉快。

老年人由于皮肤的逐渐老化，皮下脂肪减少，真皮层变薄，弹性纤维的减少，皮脂腺分泌减少，使得老年人皮肤弹性变差，皱纹增多，易存污垢，使得老年人的皮肤较为干燥，容易发生瘙痒；皮肤对冷热的刺激等感觉减弱；随着年龄的增长，皮肤抵抗力下降，使老年人容易发生皮肤疾病，如老年性湿疹、皮肤瘙痒症、皮肤感染性疾病等。

2. 维护老年人皮肤健康的照护要点

（1）老年人外出回来要注意洗脸、洗手：沐浴时要用温水，不要使用碱性皂液，冬季洗澡不宜过勤，一周以 1~2 次为宜，浴后适量涂擦乳液滋润皮肤。

（2）夏季出汗多时，要及时洗浴，保持皮肤的清爽；当紫外线照射强烈时，外出应戴遮阳帽或涂擦防晒用品，以防紫外线对皮肤的损伤。

（3）建立健康的生活方式，如均衡饮食，不吸烟，少饮酒，少吃含咖啡因的饮品。多饮水，以保证皮肤的水分充足。另外充足的睡眠，良好的情绪和适当的运动都有利于皮肤的健康。

3. 协助老年人清洁身体方法

根据老年人需要帮助的程度协助其清洁身体。

（1）能自理的老年人：可由老年人自己进行清洁，必要时养老护理员给予适当帮助。

（2）对能部分自理的老年人：养老护理员要给予适当帮助。

1）协助老年人清洁面部、手臂法

准备用品：毛巾、水盆、热水、洗面液（肥皂）、润肤霜、橡胶单等。

操作方法：向老人解释后扶老人坐起，将橡胶单铺于老人棉被上，盛有热水的水盆放于橡胶单上，协助老人洗净手、手臂与面部并擦干，撤去水盆与橡胶单，帮助老人涂擦润肤霜于面部及双手。

注意事项：

①老人清洗时，注意固定水盆，以防水盆倾斜沾湿被褥、衣服。

②随时询问老人的需要，给予及时的帮助。

2）协助老年人沐浴法。

准备用品：清洁、干燥的浴巾（大毛巾）一条、中毛巾一条，浴液或浴皂、梳子、指甲剪、淋浴装置（浴盆），40℃左右的热水，清洁衣裤和被单。

准备环境：关闭门窗，冬季调节室温至26℃左右。

操作方法：

盆浴：

①向老人解释，征得老人同意后将用品携至浴盆旁，浴盆内倒入40℃左右的热水用手测试水温，手感觉温热不烫手为宜（或根据老人的习惯调节水温）。

②搀扶老人到浴室（或用轮椅运送），协助老人脱去衣裤（肢体有瘫痪者，应先脱健侧后脱患侧，穿衣时则先穿患侧后穿健侧），扶老人进入浴盆坐稳（需要时将老人抱入），嘱老人手握扶手或浴盆边缘。

③嘱老人闭眼低头，用水冲湿头发后涂擦洗发液，揉搓头发并按摩头皮，再用清水洗净头发。

④协助老人用浴液、清水分别洗净面部、耳后、颈部、两上肢、胸部、腹部、背臀部、双腿、双足、会阴部，再用清水洗净浴液。

⑤扶持老人站起，用干毛巾擦干身体，再用浴巾将老人身体包裹后扶至椅上，为老人穿好衣裤，搀扶老人回床休息（或用轮椅运送回床），为老人整理并盖好被褥。

⑥整理用品，刷洗浴盆及地面，将老人的污衣进行清洁处

单，其上铺浴巾，将热水盆放于浴巾上，将老人的一只脚放于水中，用小毛巾清洗各部位，注意趾缝。同法清洗对侧，洗毕撤去水盆，用浴巾擦干双脚。

8）会阴擦洗法：老人能自己擦洗者，将湿毛巾给老人自己擦洗。如老人不能自己清洁者，用湿毛巾由会阴上部向下至肛门部分次进行擦洗。

注意事项：

1）协助老年人清洁身体时，应随时遮盖老人身体暴露的部分，以免老人受凉。

2）随时调整水的温度和更换热水，擦拭面部与会阴的毛巾、水盆应分开。

3）翻身和擦浴时注意老年人的安全与舒适，随时与老人沟通，尽量尊重老人的要求。

4）操作前养老护理员应洗净并温暖双手，修剪指甲，以免使老人不适或造成损伤。

（五）女性老年人会阴冲洗法

对不能自理的女性老人，可采取会阴冲洗的方法清洁。

1. 准备用品

干燥的浴巾、中毛巾一条、大棉棒（或镊子、棉球、小毛巾均可），冲洗水壶内盛 40~45℃ 热水（或水盆内盛热水），橡胶单、棉垫（尿布），清洁的衣裤和被单等。

2. 操作方法

关闭门窗，冬季调节室温至 24~26℃。向老人解释后，将用品携至床旁。协助老人平卧，屈膝位（必要时膝部用枕支托），将盖被尾向上折叠，协助老人脱下一条裤腿，暴露会阴部，腿部盖浴巾。将橡胶单与棉垫（尿布）垫于臀下，一手托起老人的骶尾部，一手将便盆置于臀下。一手用大棉棒（小毛巾或镊子夹持棉球）分开阴唇，一手持冲洗水壶由上向下冲洗或用小毛巾清洗。冲洗净后用毛巾擦干，撤去便盆、橡胶单、棉垫（尿布）。为老人穿好裤子，整理床单位及用品后洗手。

3．注意事项

（1）注意老人的保暖。

（2）操作时不要将水流至老人的腹部和被褥上，如有潮湿、污染要及时更换。

（3）操作前应洗净并温暖双手，以免使老人不适。

（六）剪指甲法

1．剪指甲一般应在老人沐浴后，指甲较软时剪为好，如指甲较硬需先用热水浸泡 5 分钟再剪。

2．剪指甲时先在老人手下（或足下）铺一软纸或毛巾，先剪手指甲，后剪脚趾甲。

3．手指甲可圆剪，脚趾甲要平剪，不可圆剪或剪得太短。操作时不可损伤皮肤，尤其对患有糖尿病的老人。

（七）为卧床老年人更换被单法

为使得卧床的老年人舒适，预防并发症，应经常为老年人更换被单。

1．准备用品　养老护理员洗净双手，准备以下用物：清洁的大单、被套、枕套、扫床刷与刷套，必要时备衣裤。

2．准备环境　温暖、关闭门窗，避免对流风。

3．操作方法

（1）将用品携至老人床边，按使用顺序放于椅上，并向老人解释，征得同意进行操作。

（2）松开老人的被尾与床单，协助老人翻身侧卧，背向护理员，同时将枕头移向对侧。

（3）松开近侧各层被单，将污单向上卷入老人身下，清扫净褥垫上的渣屑。

（4）将清洁的床单中线和床的中线对齐，一半塞于老人的身下，靠近侧的另一半平整的铺好。

（5）协助老人翻身侧卧于铺好的一侧，面向养老护理员，同时移动枕头于近侧。转至对侧，将污单卷起拿出放于污衣袋内，清扫净褥垫上的渣屑。

（6）将清洁的床单，从老人的身下拉出，平整的铺好。

（7）更换被套：松开被筒，撤出棉胎，将清洁的被套平铺于床上（老人的身上），将棉胎平整的装入被套，整理棉被，将污被套撤出放污衣袋内。棉被两侧叠成被筒，被尾向下折叠平整。

（8）更换枕套：一手托起老人的头部，一手取出枕头，更换枕套，同法将枕头放于老人头下。必要时为老人更换衣裤。

（9）整理用品，污被单、衣裤送清洗。

3．注意事项

（1）如老人因病不能翻身，可采用由上向下的方法更换被单。

（2）更换时随时注意老人的安全，必要时使用防护栏，以防老人坠床。

（3）操作时注意老人的保暖，以免受凉。

第二节　老年人压疮的预防

一、压疮

压疮是由于局部组织长期受压，血液循环障碍，发生局部持续缺血、缺氧、营养不良而导致组织溃烂坏死。压疮也称压力性溃疡。

压疮是卧床老年人极易发生的并发症之一。压疮不但严重影响老年人的健康，增加老年人的痛苦，甚至危机老人的生命。因此预防压疮的发生是一项重要的工作，必须加强护理，杜绝压疮的发生。

二、压疮发生的原因

1. 卧床老年人长时间不改变体位，使局部组织受压过久，出现血液循环障碍而发生。常见于昏迷、瘫痪、极度消瘦、营养不良、水肿和不能自理的老人。

2. 皮肤经常受潮湿、摩擦等物理性刺激，如大小便失禁、床单皱褶不平整、床上有碎屑等，使皮肤抵抗力降低。

3. 各种固定的治疗措施，如夹板、石膏绷带固定的松紧不适宜、衬垫不当，而致局部循环不良。

4. 全身营养不良等。

三、压疮易发生的部位

压疮多发生在受压和缺乏脂肪组织保护、无肌肉包裹或肌肉层较薄的骨骼隆突处，如仰卧时易发生在枕部、肩胛部、肘部、脊椎体隆突处、骶尾部、足跟部等处。侧卧位时易发生在耳郭、髋部、膝关节内外侧、内外踝处。俯卧时还可发生在面颊部、髂前上棘、肋缘突出部、膝部、脚趾等处。坐位时易发生在肘部、坐骨结节、肩胛部等处。

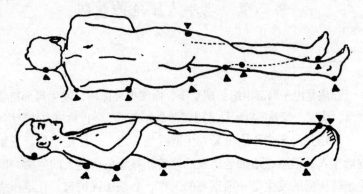

图 3-1   压疮易发生的部位

四、预防压疮的方法

压疮的预防，主要在于消除发生的原因。因此，要求做到勤翻身、勤擦洗、勤检查、勤整理、勤更换。每天严格细致的检查和交接局部皮肤的情况和护理措施。

（一）避免局部长时间受压

1. 对长期卧床的老年人应鼓励并协助经常翻身，更换卧位，使骨骼突出部位交替受压，翻身的时间应根据老人局部受压的情况而定。一般应2小时翻身一次，必要时1小时翻身一次，翻身时应将老人抬起，再挪动位置，避免拖、拉、推，以防擦伤皮肤。

2. 保护骨隆突处和支撑身体空隙处，将老人体位安置妥当后，可在身体空隙处垫软枕、海绵垫。有条件时可使用气垫褥、水褥等。使支撑体重的面积加宽而且均匀，以减轻骨骼突出部位的压力。

（二）避免潮湿、摩擦及排泄物的刺激

1. 经常保持床单的清洁、干燥、平整无皱褶，及时清扫床单上的碎屑。

2. 保持皮肤清洁、干燥。大小便失禁、出汗多的老人应及时擦洗净皮肤，经常用温水为老人擦澡、擦背，更换清洁干燥的被单与衣裤。不要使老人直接卧于橡胶单或塑料单上，以免刺激皮肤。

3. 不可使用破损的便器，以免擦伤老人皮肤。

（三）认真观察受压部位皮肤的情况

每天要仔细检查卧床老人的皮肤，若发现局部皮肤潮红、不退色时，应立即查找原因，并及时增加翻身次数，保持局部清洁干燥和床铺、衣服的平整、清洁，以减轻对局部的刺激。

（四）增进营养的摄入

营养不良是导致压疮发生的内因之一，在老年人病情的允许的情况下，给予高蛋白、高维生素膳食，并注意老人饮食的照料，以提高老人的食欲，增加营养的摄入。

第三节　老年人睡眠的照护

睡眠是人的生理需要，如不能满足会对人的健康产生影响。老年人睡眠与觉醒的生理节奏常与年轻人不同，一般都有自己多年养成的生活习惯，形成相对规律的生理节奏，如有的老人喜欢早睡早起，起床后去户外锻炼身体，而有的老年人则愿意晚睡晚起，也有的老年人因晚间睡眠质量差，白天需要增加睡眠时间。如果这些规律被某些因素破坏，将会导致老人的睡眠障碍，甚至影响老年人的健康。养老护理员要仔细的观察和周到的照料，及时发现影响老年人睡眠的因素，给予及时解决，以利老年人的健康。

一、老年人睡眠的观察

老年人常会发生睡眠不好，而导致精神不振、食欲减退、甚至精神恍惚，同时睡眠不好常是某些疾病的表现，因此护理员要注意观察老人的睡眠情况，如老人入睡的时间，夜间觉醒的次数，有无失眠、早醒、噩梦或不易入睡等情况。观察时要注意技巧，如夜间巡视时观察老人是否辗转不能入睡，而不要随意的去打扰。早晨询问老人有无睡眠不好的情况，如发现老人有睡眠障碍时，注意了解引起睡眠障碍的原因，如环境因素、饮食因素、心理因素或身体有哪些不适，如皮肤瘙痒、肌肉的疼痛、疾病、过度劳累等，以便采取适当的措施，帮助老人恢复正常睡眠。

二、老年人睡眠的照料

（一）老年人睡眠的环境的照料

1. 环境要安静

睡眠障碍与环境有密切的关系，老年人睡眠时环境要保持安静，不要有噪声，养老护理员要做到说话轻、走路轻、操作轻、关门轻，为老人做照护工作时应尽量集中时间进行，不要在老人睡眠时给老人做各种操作。注意保持房间通道的畅通。

2. 空气要清新

室内污浊的空气，影响睡眠。因此养老护理员在老人睡眠前一两个小时内为老人开窗通风 30 ~ 60 分钟，以净化空气，增加室内氧气的含量，减少污浊的气体和微生物，以利睡眠。

3. 环境要安全

老年人的床铺要安全，床脚要稳定，床栏杆要牢固，尤其是不能自理的老人，养老护理员要随时注意检查床栏杆是否安置妥当、安全。对晚间有夜尿的老人，床旁要准备好便器，如老人习惯去卫生间排尿，要注意卫生间和老人经过的地方要有照明灯，地面应平坦、防滑、清洁，不要放置杂物，以便老人安全使用。以防老人夜间起床丧失定向力或意识混乱和步态不稳而跌倒受伤。

4. 光线要暗淡

过强的光线刺激使人兴奋，不易入睡。老年人的居室宜使用深色的窗帘，老人睡眠时拉好窗帘，以遮挡室外的光线。夜间睡眠时关灯，使室内的光线暗淡，有利于睡眠。

5. 温、湿度要适宜

室内过冷、过热都会影响老年人睡眠，因此应注意环境温度的调节。冬季调节室温在 20 ~ 22℃，夏季以 28℃ 为宜，相对湿度在 60% 左右。

6. 老年人的被褥要柔软、保暖，枕头要舒适，并根据季节的变化及时调整窗帘、被褥的厚薄。按照老人自己的习惯调整枕头的高低，使老人在舒适的环境中睡眠。

（二）促进老年人养成良好的睡眠习惯

仔细了解老人平日的睡眠习惯，如每日睡眠时间的长短，起床、就寝的时间，有无特殊的睡眠习惯等。睡眠习惯影响睡眠的质量，起床与就寝的时间应有规律，最好每天有固定的时间，养老护理员可根据老人常年养成的习惯，为老人安排睡眠环境，如有的老人睡眠习惯不利于健康，也不要强迫其纠正，而采取多解释规律睡眠对身体健康的益处，使老人自己逐渐改变不良的生活习惯。对痴呆和睡眠类型紊乱的老人（昼夜颠倒的老人），应给予特殊的照顾，设法调整睡眠的类型，以保证夜间的睡眠。

（三）促进老年人身体的舒适，诱导睡眠

1. 就寝前为老人铺好被褥，拍松枕头。协助老人清洁口腔，用热水洗脸、会阴部，并用热水泡洗双脚，特别是老人诉说双脚发凉时，睡前要用热水为老人泡脚，使老人身体与精神都感觉清爽、舒适，以有利于睡眠。

2. 协助老年人睡前排空大小便，并控制晚间液体的摄入量，减少夜尿以利睡眠。但同时也要注意防止老人夜间口渴，特别是冬季有暖气的季节，室内空气较干燥，老人常会感到口渴，照护时注意在老人睡前适量喝水，夜间给老人床边放置一杯水，便于老人需要时使用。

3. 协助老年人采取舒适的睡眠姿势。良好的睡眠姿势使老人体位稳定、舒适，不疲劳。一般以右侧卧位为好。对有腰部疼痛或关节痛的老人要注意体位的安置，必要时对疼痛部位如颈部、肩部、肢体等实施按摩。对一些需要支撑的肢体可用软枕衬垫，以减轻疼痛，促进舒适。

4. 及时设法排除老人身体的不适，如疼痛、气喘、胸闷、瘙痒等。护理员无法解决的不适问题应报告医生、护士设法解决。

（四）促进老年人心理的舒适

心理压力常会导致睡眠障碍，养老护理员应注意观察，老人有无不愉快和烦心的事，如发现老人心情不好要及时与老人谈心，陪伴老人，倾听老人的诉说，使其心理压力得以疏散，减轻压力对老人健康的影响。

三、对服用安眠药老年人的照料

有失眠症状的老年人，为促进睡眠常常服用镇静剂或安眠药，安眠药虽然可帮助睡眠，但它也同时存在不良反应，如可导致机体功能下降，影响胃肠蠕动、血压下降以及出现意外活动障碍等。还有的老人因长期服用或自行加大药量，而导致安眠药的依赖性，损害老人的身、心健康。因此，要注意观察药物反应，发现异常及时报告医生和护士。并注意对老人日常生活的安全照顾，以防发生意外。

第四节 老年人饮食的照护

人类为了生存和发展，必须摄取食物。食物是营养的来源，营养是保证人体健康的重要条件，食物中的营养素有蛋白质、脂肪、糖、维生素、无机盐、膳食纤维和水。这些营养素经消化、吸收后被身体利用，可供给热能，补充消耗，促进生长发育，增强机体的抵抗力和免疫力，从而使人能够保持健康和增进健康。如果食物中缺乏某种营养素，就可导致疾病。老年人由于消化吸收能力减弱，进食量少，使得营养物质供给不足，抗病能力减弱，影响老人的身体健康。因此，养老护理员要做好老人的饮食照顾。

饮食有基本饮食、治疗饮食和试验饮食。治疗饮食和试验饮食多用于对疾病的诊断和治疗中。而一般人在没有特殊疾病的情况下多选择基本饮食。

一、基本饮食的种类

根据老人的咀嚼、消化的能力，及身体的需要，其基本饮食分为4类。

（一）普通饮食

适宜于咀嚼、消化功能好的老年人。老人可根据自己的喜好，选择美观可口，容易消化，且营养素平衡的食物。但不宜多吃油炸、胀气的食物。

（二）软质饮食

食物要求以软烂为主，如软米饭、面条。菜肉均应切碎，煮烂，容易咀嚼消化，适合咀嚼消化能力较差的老人。

（三）半流质饮食

食物呈半流质状态，如米粥、面条、馄饨、蛋羹等。此种饮食无刺激性，纤维素含量少，且营养丰富，适合于咀嚼消化能力较差，有疾病的老人。

（四）流质饮食

食物呈流质状态，如奶类、豆浆、米汤、果汁、菜汁等。此种饮食因所含热量及营养素不足，故不能长期使用。仅在老人进食困难，或采用鼻管喂食时，短期使用。

二、制作老年人食物应注意的问题

随着机体的老化，老年人对食物消化、吸收的各个系统和器官均发生退行性改变，如味觉、嗅觉、咀嚼及消化吸收功能的减退，以及因疾病、视力障碍或其他的精神、心理、社会等因素而影响老年人对营养的摄取。另外由于日常活动量的减少，机体所需的能量也随之减少，使得老年人的营养需求发生了变化，对饮食的数量和种类由多变少，饮食的质量要求由低变高。因此，为促进老年人的食欲，以保证老人营养的摄取，在食物烹调时应注意：

1. 选择食物原料时要荤素搭配，注意其质量、颜色、味道要新鲜；营养素要齐全；供给优质蛋白、低脂肪、低糖、低盐、高维生素和适量的含钙、铁的食物，如牛奶、蛋类、豆腐、瘦肉、蔬菜、水果等。主食应提倡米、面和杂粮混食，宜选用全麦谷类，如糙米、红米、全麦面包等；副食应注意控制盐及腌制食物的摄入，如腊肠、咸鱼、腐乳等。

2. 烹制的食物应容易咀嚼和消化吸收。由于老年人牙齿缺损，咀嚼肌的张力低下，而导致咀嚼能力减弱。因此，为老年人烹制的食物，必须将食物加工成容易摄入的状态。蔬菜要切细；肉类最好制成肉馅或将肉的纤维横向切断；烹制的方法以清淡为主，尽量使用清蒸或炖煮、红烧的方法，以使食物变软，易于消化。油炸、烧烤、煎炒的食物，因其较硬，且不易消化，因此不宜多吃。

3. 为吞咽障碍的老年人烹制食品，应注意防止误咽。制作时应将食物去骨、剔刺、切细、煮软。可将食物制作成黏稠度高的状态，如稠的米粥、糊状饭等，吞咽困难的老人不宜吃容易引起噎食或呛咳的食物，如蛋糕类等。

4. 增加食物的色、香、味，以刺激老人的食欲，由于老年人的味觉、嗅觉低下，常喜欢吃味道浓厚的食物，特别是盐和糖，而盐和糖食用过多对老人的健康不利，食用时要格外注意，用量要适宜。如果老人在进餐时，因味道太淡而影响食欲，烹调时可用醋、姜、蒜等调料来改变食物的味道。

5. 食物中要有丰富的膳食纤维，以促进胃肠蠕动，以防便秘和肠道肿瘤的发生。

三、老年人进食的观察与照护

老年人的牙齿磨损与脱落较严重，牙病发病率较高；味觉和嗅觉随年龄的增长而降低或丧失；胃、肠、胰腺逐渐萎缩，使得消化液分泌减少，消化能力下降，特别是对脂肪的消化能力减弱的比较明显。因此，养老护理员在老年人的饮食的照料中，要注意观察。

（一）老年人进食的观察

1. 饮食量

饮食量的观察，要与老人平时饮食量进行比较，如果老人的饮食量有明显减少，要注意观察和询问老人，其食物是否不合口味；并注意查看食物是否制作粗糙，外观不好，难以刺激老人的食欲；食物的软硬程度，也会影响老人的进食量，过硬的食物，常使老人咀嚼困难，而影响进食量，应及时设法改进。另外注意观察老人有无疾病的发生而影响进食。

2. 进食的速度

老年人进食的速度一般较慢，但也有的老人吃饭很快，会影响老人的消化或在进食中发生呛咳或噎食，所以在老人进食时，应注意观察和叮嘱老人慢慢吃，细嚼慢咽，不可过急，以防意外，并利于消化。

3. 饮食习惯

养老机构入住的老年人，来自不同的职业、文化，不同的社会环境，每位老人都具有自己多年养成的饮食习惯，养老护理员要注意观察老人的饮食习惯，在不影响老人健康的情况下，尽量满足老人的饮食习惯，以促进老人营养的摄取。

4. 有无消化功能的异常，如恶心、呕吐、腹部胀满、吞咽困难等不适的表现。如果老人有这些不适的表现，都说明老人可能消化功能或其他系统有疾患，应及时报告护士和医生，以便及时诊治。

（二）老年人进食的照护

进餐前协助老年人排空大小便，洗净双手。

根据老人进食习惯和所吃食物的需要准备餐具，如碗筷、汤勺、刀叉、吸管、毛巾、纸巾、水杯、饭桌等。再根据老人自理情况协助老人进食。

1. 能自己进食的老年人进餐照护

（1）老年人进餐环境和体位：进餐时室内的环境要清洁，空气要新鲜，不要有异味，必要时室内先通风换气。老人单独进餐常会影响食欲，如果老人们集体或和家属在一起进餐，将会促进食欲和增加进食量，所以对能步行的老年人鼓励老人到餐厅进餐；对不能步行者可用轮椅运送到餐厅进餐；对卧床的老人要根据其病情、体力采取适当的措施，如支起靠背架，放好床上桌，扶起老人坐在床上进餐。应鼓励老人自己进餐，养老护理员或家属给予必要的帮助。

（2）进餐前为老人摆好餐桌，胸前围好餐巾，搀扶老人坐稳，指导老人将上身挺直，略向前倾，头稍向下低垂的姿势进食。

（3）将饭菜摆上桌，向老人介绍本餐的主食和副食。老人进食时注意老人的食欲、食量、进食的速度和喜欢哪种食物。

（4）进餐后及时协助老人清洁面部，搀扶老人离开饭桌，清理餐具。

2. 上肢瘫痪老年人的进食照护

对患有上肢麻痹、挛缩、变形、肌力低下、震颤等障碍的老年人，自己摄入食物有困难，但老人还是愿意自己进食。此时，要设法为老人提供各种各样的餐具，或为老人自制餐具，以便于老人根据自己的情况选择。如叉子、歪把勺、勺把加粗加大的汤勺，以方便老人手握；也可在餐具下面安装吸盘，使餐具能固定在餐桌上，防止老人碰翻、打坏等方法，以维持老人自己进餐的能力。

3. 视力障碍老年人的进食照护

对视力有障碍的老人，在进餐前养老护理员要向老人说明餐盘、饭碗内所放食物的位置，让老人用手触摸以便确认，热汤、开水等容易发生烫伤的食物，要提醒老人注意，对鱼类的食物应先将鱼刺去掉，再让老人吃。

另外，视力障碍的老年人，常因看不清食物的性状、颜色而导致食欲减退。因此，对视力有障碍老人，其食物的味道、香味更重要，也可鼓励老人和其他人一起进餐，创造良好的进餐气氛，以促进食欲。

4. 吞咽困难老年人的进食照护

吞咽困难老年人进餐时很容易发生误咽、呛咳，因此，进餐时老人的体位应尽量采取坐位或半卧位，偏瘫的老人可采取侧卧位，头部不要后仰。进餐前先喝适量水，以滑润口腔。吃食物的同时不要讲话；不要同时吞流食和固体食物；不要吃的太急或者放太多的食物入口；喝水时应使用矮身杯，头要稍向前垂低，以防误咽，如有呛咳，必须休息一会，待呼吸平稳时，再继续进食，吃完食物后要漱净口内残物。

为预防老人误咽，不宜选择圆形、滑溜或带黏性的食物，食物宜去骨、去刺、切细、煮软，必要时将食物用粉碎机打成糊状。

四、老年人饮水的照护

正常人要维持正常新陈代谢，每日出入水量大约有 2500 毫升，方能达到身体水的平衡。老年人由于机体的老化，心、肾功能低下，机体调节的功能障碍，使得老年人容易发生脱水。因此，养老护理员在对老年人的照顾中，要重视老人水分的摄入，要做到：

1. 了解老年人每天的摄水量，注意观察老人每天喝水的量，以及有无饮水困难，如能否自己倒水、拿杯子等，以便提供照顾。一般情况每天饮水量不少于1500毫升。

2. 做好健康指导。应向老年人解释液体的重要性，积极的督促老人饮水。指导老年人采取健康的饮水方法，如喝水要适量多次，不要等到很渴时再喝，或一次喝大量的水。夜尿多者，白天可多补充液体，晚餐后可根据具体情况决定老人的饮水量。

3. 对不能自理的老年人要给予周到的照顾，如卧床的老人，要把盛好水的水杯放在老人随手可取的地方，以便老人随时饮用。饮水时最好协助老人采取坐位，以防呛咳。每天早晨起床后应帮助老人饮一杯温开水、凉开水或蜂蜜水约300～400毫升，蜂蜜调水冲服不但可补充水分，还可起到润肠、促进肠蠕动的作用。对患病卧床的老年人，应掌握每日摄取水分的情况，必要时记录老人液体的出入量。

4. 老年人饮水时注意速度不宜过快，以防呛咳。

5. 预防肠道疾病导致老人的脱水。

五、为老年人喂饭法

（一）目的
帮助进食困难老年人摄取营养。

（二）准备
环境清洁、温暖。养老护理员着装整洁，洗净双手后，准备清洁的餐具。

（三）操作方法
1. 向老人说明开饭的时间和本次进餐的内容，询问老人是否需要大小便，如老人需要应先帮助排除大小便。

2. 扶助老人坐起或用棉被、枕垫起上半身约 30°~50°（不能坐起者需将头胸部抬高），帮助老人洗净双手，将餐巾或干毛巾围于老人的胸前，以保护老人的衣服和被褥。

3. 将热饭菜端至老人床旁桌上，让老人看清食物后，先用汤勺喂少量汤湿润口腔。

4. 用汤勺盛 1/3 满的食物喂于老人的口中，食物的温度要适宜，喂饭或菜的顺序应根据老人的喜好和习惯，待老人咀嚼和吞咽后再喂第二口，如此反复，直到老人吃饱为止。

5. 进餐毕协助老人清水漱口，擦净面部，撤去餐具及胸前餐巾（干毛巾），让老人休息一会，再恢复原体位。

6. 清洗餐具并消毒，洗手。

（四）注意事项

1. 为老年人喂饭时注意老人的体位的正确、舒适与安全。

2. 食物中有骨头或鱼刺应为老人剔去，喂汤时速度要慢，以防老人呛咳。

3. 喂饭的速度要适宜，速度应尽量与老人的吞咽动作同步，不可过快，以防噎食的发生。温度要适合老人的习惯，如温度太低应及时加温。

4. 喂饭中应鼓励老人自己吃饭，并常与老人沟通，询问老人的需要，在老人自己吃饭有困难时，应给予及时有效的帮助。

5. 老人吃饭后不要立即平卧，应坐位休息片刻再卧床，以防食物反流，引起误咽。

6. 老人进餐时注意观察其食欲，吞咽、咀嚼的速度，进食量，需要他人帮助的程度，以及精神状态，以便采取适当的帮助。

六、老年人呕吐的照护

恶心是上腹部一种特殊的不适感，常为呕吐的先兆，恶心可单独或与呕吐同时发生。

呕吐是胃内容物不由自主地喷涌而出的现象。呕吐可有多种原因造成，是一种防御性反射活动，呕吐可将有刺激性的物质通过呕吐排出体外，但剧烈频繁的呕吐，又可造成大量消化液的丢失，甚至引发人体水分、电解质及酸碱平衡的紊乱，严重的损害人的健康。老年人机体调节功能差，呕吐常会引起严重的并发症，危及老人的健康，养老护理员要给予及时周到的照顾。

1. 老年人呕吐时应立即协助老人坐起，面向下的姿势以便呕吐。呕吐时老人常感觉眩晕无力，可一手扶托老人的额部使其舒适。不能起床的老人，应将老人身体侧卧，以免将呕吐物吸入气管。

2. 使用塑料袋或盆接装呕吐物，以便清洁处理。

3. 老人呕吐时要注意观察呕吐的方式、呕吐物的性质。如果发现呕吐物中有血液或呈黄绿色、咖啡色等情况，应暂时保留呕吐物，给护士和医生查看，以便对老人的异常情况及时做出判断与处理。

4. 老人呕吐后应立即清除呕吐物。停止呕吐后，应协助老人用清水漱口，使老人舒适。并更换被呕吐物污染的衣服和被单。

5. 清洁并整理周围环境，开窗通风。

第五节　老年人排泄的照护

排泄是机体将新陈代谢的产物排出体外的生理过程，如排尿、排便。排泄也是维持健康和生命的必要条件。老年人随着年龄的增长，机体调节功能逐渐减弱，自理能力下降，或者因为疾病常导致老年人发生排泄中的健康问题。养老护理员要仔细的观察，还要根据老年人不同的情况，采取不同的方法给予周到的照顾。

一、老年人正常排泄的照护

（一）安排规律的排便时间

良好的排便习惯是建立在稳定的生活规律基础之上的。老年人应养成早睡早起、三餐固定的生活习惯。对于老年人最适宜的排便时间是在每日早餐后，因为餐后是胃肠活动最活跃、对刺激最敏感的时间，长此以往就能逐渐养成定时的排便习惯。

（二）安置合适的排便环境

环境是影响排便的心理因素之一，要为老年人创造一个独立、隐蔽、宽松的环境。能够行走和乘轮椅的老人，应尽量搀扶老人如厕排便。

对自理困难不能如厕、需要在床上排便的老人，在照顾中要周到、耐心。应关闭门窗、拉帘遮挡。老人便后及时清理环境，为老人盖好衣被，开窗通风，保证老人居室环境清洁、空气清新、无异味。

（三）采取舒适的排便姿势

1. 蹲位排便

蹲位是最佳排便姿势，因为下蹲时腹部肌肉受压，使腹腔内的压力增加，可促进粪便排出，但是如果老人患有高血压、心脏病、应避免采取蹲位排便，以免老人下蹲时间过久导致血压的改变或加重心脏负担而发生意外。因此老人采取蹲位排便的时间不要过久，起身要慢。起身时可借扶托物以支撑身体，或有养老护理员在旁扶助。

2. 坐位排便

蹲位排便虽容易使粪便顺利排出，但较费力且易疲劳，对体力较弱的老人常难以坚持，因此老人宜采用坐位排便，排便时身体向前倾斜，有利于增加腹压，促进排便。老人排便时，要注意扶持老人在便桶上坐稳，手扶于身旁的支撑物（栏杆、凳子、墙壁等），以便老人在排便后能够助力起身。同时要叮嘱老人便后起身速度要慢，以免摔倒。

3. 卧位排便

体弱或因病不能下床排便的老人，需要在床上使用便器排便，如果情况允许可将床头抬高 30°～50°，扶老人取半卧位排便。

（四）帮助卧床老年人使用便盆法

1. 目的

帮助卧床老年人在床上使用便盆。

2. 准备

环境清洁、温暖。清洁、无破损并衬有布垫的便盆。养老护理员洗净双手并温暖。

3. 操作方法

（1）将物品携至床旁，向老人解释后，协助老人脱裤至膝部，将老人两腿屈膝（肢体活动障碍者用软枕支托膝下）。

（2）一手扶托老人的腰及骶尾部，另一手将便盆放置于老人的臀下（开口向足部），用尿垫或尿布遮盖下身。

（3）老人排便后，一手抬起老人的腰及骶尾部，一手取出便盆，用便盆布遮盖。为老人擦净肛门部（如老人自己能擦净，可将卫生纸给老人，让其自己擦拭），必要时用热水清洗干净。

（4）开窗通风，处理便盆并注意观察粪便的性状有无异常，如发现异常及时报告医生和护士。

二、老年人排泄异常的照护

（一）排尿异常的照护

1. 老年人尿失禁的照护

（1）尿失禁：是指老年人排尿失去控制，使尿液不自主地经尿道流出或排出。

引起尿失禁的原因很多，随着老年人年龄的增长，排尿系统器官的功能减弱，膀胱、尿道括约肌的收缩功能降低，大脑皮层控制功能衰退，以及部分老年人因疾病导致意识障碍，使得老年人尿失禁最为常见。

尿失禁不仅容易使老年人的身体发生并发症，同时可致老人心理产生困窘、恐惧、丧失自尊而自卑，自我厌恶等反应，对老年人的身、心两方面都带来很大的影响，因此，养老护理员在照顾老年人的过程中，充分的理解与关心老人，用适合老年人身心状况的护理方法，帮助老人摆脱困境。

（2）老年人尿失禁的照护

1）保持皮肤的清洁与干燥：尿失禁会因尿液的刺激，而致臀部及会阴部皮肤发生皮疹、炎症，如不及时处理可导致严重并发症。保持皮肤的清洁，最重要的是及时更换潮湿的尿垫和衣裤，用温热的清水洗净会阴和臀部，并用柔软的毛巾擦干。

对长期卧床的老年人，要选择合适的尿垫，尿垫应具有吸湿性强、通气良好、柔软的棉织品为好。一次性纸尿垫吸水性强，对皮肤刺激性小，但纸制品通气性较差，不适宜长期使用。

2）尿垫短裤和纸尿裤的应用：尿垫短裤类似婴儿使用的（U）型尿兜。成人型纸尿裤为一次性使用，具有易穿、脱，不限制活动，耐久性好的特点，是保持会阴及臀部清洁、干燥的护理用品。两种均适用于长期尿失禁的老人。养老护理员与家属为老人选择此类物品时，要依据老人的特点选择使用方便，且价格低廉的产品。

3）排尿功能的训练：排尿自理的训练是尿失禁老人重要的康复措施。训练时要制定合理的计划，并持之以恒。要协助老人养成定期排尿的习惯，无论有尿还是无尿，每隔2小时都要去卫生间排尿一次，排尿后用手按压下腹部，以排空膀胱残余尿。坚持一段时间后，再逐渐延长排尿间隔的时间，使老人逐渐恢复至正常状态。

在训练排尿功能的同时，要鼓励老人多喝水，以便有足够的尿量，刺激排尿反射的恢复。液体的摄入一般应在白天供给约1500～2000毫升为宜，夜间应限制液体的入量，以免夜间尿量增多，影响老人的睡眠。

4）使用合适的接尿器：如夜间使用便器、集尿器接取尿液。

5）心理的安慰与支持：尿失禁对老年人带来得痛苦是多方面的，尿液的污染浸渍可导致会阴、臀部皮肤的刺激，而发生皮疹、溃疡，甚至感染。同时也给老年人心理带来极大的压力，有的老人因此而不愿与人交往，由于缺乏社会交流而变的木讷、呆滞。因此，养老护理员在对老年人的照顾中，充分理解老人的困难，以无微不至的关怀，耐心、细致、周到的照顾，帮助老人树立信心，摆脱困境。

2. 老年人尿潴留的照护

（1）尿潴留

是指膀胱内存有尿液，但无法排出，老人表现下腹部胀满、疼痛，不能排出尿，用手触摸，下腹部膨隆，有囊样包块。当尿潴留时膀胱容量可达3000～4000毫升，因膀胱高度膨胀到脐部，致老人下腹部胀痛难忍，十分痛苦。尿潴留多见于男性老人，常见的原因多为尿道或膀胱颈部被阻塞，如前列腺肥大、肿瘤，直肠或盆腔手术后等，或某些体位不适和心理因素。当老年人发生尿潴留时要及时给予正确处理，以解除痛苦。

（2）尿潴留老年人的照护

1）及时发现和报告：当发现老人有尿潴留的情况，应及时报告护士和医生，以确定尿潴留的原因，采取相应的医疗或护理的措施，如导尿法以解除尿潴留。

2）采取舒适的姿势：保持老人排尿姿势的舒适，有的老人可能因卧床，使排尿的姿势不舒适而无法排尿，此时可将老人扶起，协助老人采取习惯的姿势排尿。

3）按摩或热敷下腹部：用热水袋热敷下腹部，或轻轻按摩下腹部，以解除肌肉的紧张，促进排尿。

4）利用条件反射，诱导排尿：让老人听流水声或用温水冲洗会阴部，以引起排尿反射诱导排尿。

5）积极配合医生和护士对老人实施的各种操作，如导尿法、留置导尿法以解决尿潴留。在使用这些方法时养老护理员要注意观察老人的尿液的颜色、量，以及有无泌尿系统感染的情况。

（3）导尿管留置护理法

导尿管留置法是在导尿后，将导尿管保留在膀胱内，引流出尿液的方法。常用于老年人长期昏迷、瘫痪、或前列腺肥大排尿有困难时，由医护人员插入导尿管，以保持排尿的通畅，与会阴部的清洁和干燥。导尿管留置护理方法：

1）保持引流管的通畅，留置的引流管要放置妥当，避免受压、扭曲、堵塞。为老人翻身、活动身体时，注意导尿管固定的部位不要松脱，移动引流管时引流管的位置要低，不能超过耻骨联合处（会阴部），以免尿液反流。

2）保持会阴部的清洁，每日用热水毛巾擦拭会阴部，必要时用消毒剂擦拭尿道口及周围皮肤以防感染。

3）协助老人多喝水和更换卧位，以预防泌尿系统感染和结石。

4）训练排尿功能，采用定时夹闭和开放引流管的方法，训练排尿功能。一般应每4小时开放一次。

5）及时倾倒尿液，开放引流管放尿时要注意防尿液的喷溅，将尿液顺接尿器（便器）的盆壁向下流接取。开放和关闭引流管出口时，应认真消毒出口处，以防泌尿系的感染。

6）定时更换集尿袋。一般每3天更换一次。或根据护嘱确定更换时间。

（4）集尿袋更换法

1）目的：为留置导尿管的老年人更换集尿袋。

2）准备：养老护理员洗净双手，准备用物，检查一次性无菌集尿袋是否合格。

用物：一次性无菌集尿袋一套，棉签、碘酒、酒精、清洁纸巾、血管钳等。

环境：清洁。

3）操作方法：将物品携至床前，向老人解释后，掀开被褥暴露导尿管与集尿袋连接处，在连接处下面铺清洁纸巾，用血管钳夹闭导尿管，一手持导尿管，一手将集尿袋的引流管轻稳的拔下，用棉签蘸取碘酒消毒导尿管口及周围，再用酒精消毒（由内向外擦拭消毒），并放置妥当，注意导尿管口及周围不可触及手、被褥或其他物品。

打开备好的集尿袋，将集尿袋的引流管插入导尿管中，松开血管钳，观察尿液引流情况，确认引流通畅后将集尿袋和引流管固定床旁。为老人整理衣裤、被褥和用物，倾倒污集尿袋中尿液。洗手。需要时记录尿量。

4）注意事项：

①定时更换集尿袋，集尿袋中的尿液应及时倾倒，更换集尿袋和倾倒尿液时，不可将集尿袋与引流管的位置提高，以免尿液倒流，引起逆行感染。

②应鼓励老人多喝水，并协助老人经常更换卧位，发现尿液浑浊、沉淀时，应及时报告护士或医生。

③训练膀胱反射功能，定时夹闭和开放引流管，一般可每4

小时开放一次，使膀胱能定时充盈和排空，促进膀胱功能的恢复。

④注意观察尿液的变化，发现异常及时报告医生或护士。

⑤老人如能离床活动，要注意导尿管和集尿袋的安置。

（二）老年人排便异常的照护

1. 老年人便秘的照护

（1）便秘：便秘是指排便次数减少，每周少于 2 次，且粪便干燥、排便困难。

便秘是老年人常见的消化系统异常情况，常给老年人造成一定的痛苦和精神负担，影响老年人的健康。引起老年人便秘的原因很多，如体弱多病使老年人的活动减少，食物中缺乏粗纤维，饮水少，胃肠蠕动减慢，致使粪便在肠道通过的时间延长，过多的水分被吸收，粪便变干而不易排出。

（2）便秘老年人的照护

1）改善饮食的结构，平时要老人多喝水，食物中增加含有粗纤维多的食品，如粗粮、蔬菜、水果以及有润肠作用的蜂蜜、核桃等。

2）建立良好的排便习惯，帮助老人养成每日定时上厕所和排便的习惯，叮嘱老人排便时注意力要集中。

3）适当的体力活动，以增加肠蠕动。在身体健康允许的情况下，增加一些体力活动，以增强胃肠活动及腺体的分泌，促进排便。

4）调整排便姿势，以利排便。卧床老人可能会因不习惯卧床排便，而导致便秘，此时可将老人扶起呈半卧位，或抬高床头，以增加腹内压力促进排便。

5）对于患严重便秘的老人，在护士或医生的指导下，采用简易通便法或灌肠法解除便秘。

（3）解除便秘常用的方法：开塞露通便法；甘油栓通便法；

肥皂栓通便法；腹部按摩法；人工取便法；灌肠法等。

1）简易通便法：

目的：用简易的方法为排便困难的老年人解除便秘。

准备：养老护理员洗净双手，准备物品。

物品：根据设备条件准备 20 毫升开塞露一个或甘油栓、肥皂条，指套或橡胶手套，卫生纸，尿布或纸巾等。

环境：温暖、关闭门窗，无对流风。

操作方法：

开塞露通便法：

①向老人解释开塞露通便的方法，征得老人同意进行操作。

②协助老人取左侧卧位，脱裤于臀下，臀下铺尿布或纸巾。

③将开塞露拿至床边，取下开塞露的瓶帽（无瓶帽的开塞露可用锥子将顶端刺一小孔，其大小以能顺利挤出药液为宜），挤出少量药液于卫生纸上，开塞露的细端用卫生纸上的药液滑润，一手分开老人臀裂暴露肛门，一手将开塞露的细端全部插入肛门内，挤压开塞露全部药液入肛门内，退出开塞露药瓶，用纸巾包裹药瓶。为老人擦净肛门处，嘱老人休息片刻再排便，操作后洗净双手。

甘油栓通便法：

①向老人解释甘油栓通便的方法，征得老人同意进行操作。

②将甘油栓拿至床边，剥去甘油栓外的锡纸，协助老人左侧卧，脱裤于臀下，一手分开老人臀裂暴露肛门，一手示指戴指套（或手套）将甘油栓的细头端在前，全部插入肛门内约 3～4 厘米，然后退出手指，为老人擦净肛门处，嘱老人休息片刻再排便，操作后洗净双手。

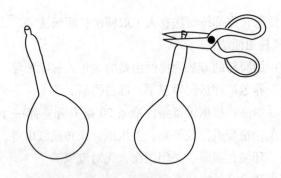

图 3-2   开塞露使用方法

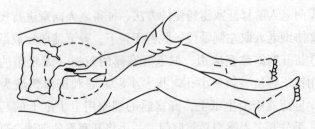

图 3-3   放甘油栓示意图

肥皂栓通便法：

①向老人解释肥皂栓通便的方法，征得老人同意进行操作。

②先将肥皂切下长 3 厘米，宽 1 厘米的肥皂条，切好的肥皂条放入热水中融化成圆锥形的肥皂栓。

③协助老人左侧卧，脱裤于臀下，一手分开老人臀裂暴露肛门，一手示指戴指套（或手套）将肥皂栓的细头端在前，全部插入肛门内约 3~4 厘米，然后退出手指，为老人擦净肛门处，嘱老人休息片刻再排便，操作后洗净双手。

注意事项：

①根据具体情况与设备条件选择其中一项，帮助老年人解除便秘。

②操作前要仔细询问和观察老人有无痔疮、肛裂等，操作动作要轻柔，以防损伤。

③操作前、后要认真洗净双手。操作后要做好记录。

④体力较弱的老年人排便时，应扶持老人稳妥的坐于便桶上，使老人的手扶于固定的扶手上，自理困难的老人排便后，协助清洁局部，必要时给予冲洗。

2）腹部按摩法：

①养老护理员洗净并温暖双手后，向老人解释腹部按摩促进排便的方法。

②老人平卧屈膝，将示指（习称"食指"）、中指和无名指放在老人的腹部左侧与肚脐平行处，由上向下作螺旋形顺时针按摩5～10分钟，以促进降结肠内的粪便向下移动至直肠，便于排出。

3）人工取便法：适用于老年人体力虚弱，腹部肌肉无力，发生顽固性便秘或粪便嵌顿时，在使用各种通便的方法无效时，可采用人工取便法。

准备：养老护理员洗净双手并温暖双手。

物品：橡胶手套或指套，滑润油、卫生纸、便盆，热水、毛巾、尿垫等。

环境：温暖，关闭门窗，无对流风。

操作方法：

①向老人解释人工取便的方法，征得老人同意进行操作。

②协助老人取左侧卧位，脱下裤子至大腿部，暴露臀部，臀下铺尿垫。

③一手戴好手套（或指套），将示指用滑润油涂抹后，按压老人肛门边缘，嘱咐老人深呼吸以放松腹肌，待肛门松弛时，手指轻柔的插入肛门内，触及到干硬的粪块后，轻轻的抠出，由浅入深的取出嵌顿的粪便。取便后，用热水为老人洗净肛门部。脱

下手套整理用品，洗净双手。必要时记录取便情况。

注意事项：

①操作时注意观察老年人有无面色苍白、出汗、疲倦等不适，如老人有不适的表现，应暂时停止操作，查找原因并待老人休息片刻后再进行操作。

②操作时动作要轻柔、缓慢，不可使用任何器械进行取便，以免损伤老人的肠黏膜。

③取便后为老人洗净肛门部，最好热敷 20~30 分钟，以便促进肛门括约肌的回缩。

2. 老年人腹泻的照护

（1）腹泻：腹泻是指粪便稀薄，每日排便在 3 次以上，呈持续或反复出现。

腹泻多由慢性消化系统疾病所致，也有由消化系统以外的疾病或其他原因所引起，病因有器质性和功能性的，如胃肠功能紊乱、肠道菌群失调，结肠炎等。严重的腹泻可造成人体大量水分、电解质的丢失，和体内酸碱平衡的紊乱。对人的健康造成很大的危害，甚至威胁生命，因此对腹泻的老年人应精心照护。

（2）老年人腹泻的照护

1）注意观察：在老年人日常生活照顾中，注意观察老年人排便的次数，有无排便次数增加，如发现老人排便次数增加，要观察老人排出粪便的颜色、水分的多少、有无脓血、黏液、寄生虫，以及老人有无口渴、尿少等脱水的表现。并对老人的异常情况及时报告护士或医生。需要时留取标本送检查。

2）配合治疗：在医生对老人的情况作出明确诊断后，协助老人按医嘱进行治疗，按时、按量服药。

3）注意休息：老人腹泻时常体力较弱，生活要给予周到的照顾，腹泻严重的老人应卧床休息。如厕时根据老人的需要进行帮助，如搀扶、清洁局部等。不能下床者应扶持老人在床上使用便盆排便，以减轻体力的消耗。

4）注意局部皮肤的清洁与干燥：老人排便后要及时清洗会阴及臀部，以免排泄物刺激局部皮肤发生损伤。被排泄物污染的衣裤、被单应及时更换，老人便后要及时清理环境，开窗通风，做到老人室内清洁无异味。

5）注意保暖：腹泻期间常因肠管痉挛而腹部疼痛，使老人不适，应注意腹部的保暖，以利恢复。

6）注意饮食的调养：腹泻期间肠黏膜充血、水肿、肠管痉挛，肠蠕动加快，消化吸收功能紊乱，此时应注意老人的饮食调养。饮食宜易消化、清淡、少渣、少油，如米粥、面条等。鼓励老人多喝水，以补充丢失的水分。

7）做好肠道传染病的隔离：若老人疑似患有肠道传染性疾病，要做好消化道隔离。

3．老年人便失禁的照顾

（1）便失禁：是指肛门括约肌失去控制，粪便不由自主的排出。

（2）老年人便失禁的照护

1）心理安慰与支持：便失禁给老人的身体、心理均带来沉重的压力，老人会因便失禁而感到自卑、羞愧、失去自尊、抑郁、烦躁等，养老护理员要充分理解老人的心理负担，用周到的照顾，关怀体贴的语言，熟练的照顾技巧，以获得老人的信任和尊重。

2）注意保护老年人的皮肤：便失禁对皮肤刺激较大，易导致皮肤损伤，发生皮肤并发症，如皮疹、压疮等。保护皮肤的方法有，老人排便后及时清除排泄物；排便后立即用热水洗净老人的会阴及臀部；随时更换污染的衣裤和被单；身体下垫柔软、吸水、透气性好的尿垫；必要时用油膏涂抹肛门周围皮肤。

3）注意观察老人排便的规律，适时的给予便器。

4）保持空气的新鲜：老人的室内应经常通风。通风的时间，可根据室内外温差的高低，和室外风力的大小，以及室内空气污染的程度进行调节，做到老人室内清洁无异味。

三、结肠造瘘护理法

（一）结肠造瘘

又叫人工肛门或假肛。是由于老人患结肠的疾病，经外科手术切除病变组织后，在腹部作一肠造瘘，以排出粪便。此种状况持续时间长，甚至终生。

（二）结肠造瘘老年人的照护

1. 及时更换结肠造瘘口的便袋，使老人舒适。腹部的适透膜环（护肤片）应每 2 周更换一次，如有脱落或被粪便严重污染，应及时报告医护人员更换。

2. 注意室内清洁、卫生，空气的清新。

3. 老人宜进容易消化的食物，少吃粗纤维多、易产气或刺激性强的食物，如韭菜、洋葱、豌豆、黄豆、辣椒、汽水等。注意饮食卫生，防止腹泻。

4. 老人宜选择宽松、舒适、柔软的衣裤，以免衣裤过紧使得造瘘口处受摩擦出血。

5. 老人日常活动时，避免过于用力的动作，以免使造瘘口的内的肠黏膜脱出。

6. 注意观察老人的排便情况，如发现排便困难、造瘘口有狭窄等情况，应及时报告护士以便处理。

（三）更换结肠造瘘口便袋方法

准备：养老护理员洗净双手，准备用物。

物品：清洁、干燥的粪袋，热水，毛巾、卫生纸、橡胶单、便盆等。

环境：清洁、温暖，关闭门窗。

操作方法：

1. 向老人解释后，准备用物和环境。

2. 将橡胶单、纸巾铺于人工肛门处的身下。

3. 打开便袋与腹部适透膜环连接处的扣环，取下粪袋放于便盆上，用柔软的卫生纸擦净人工肛门周围的皮肤，再用热水毛巾清洗净局部皮肤并擦干。

4. 将清洁的便袋与腹部适透膜环连接，扣紧扣环后用手向下牵拉便袋，确认便袋固定牢固，再将便袋的下口封闭。用腰带将便袋固定于腹部。

5. 整理用物与老人的衣裤、被单。倾倒粪袋，用清水清洗净粪袋，晾干后备用。洗手。记录。

注意事项：

1. 便袋内粪便超过1/3时应及时取下便袋倾倒，更换另一个清洁便袋，取下的便袋应及时清洁干净，以便再用。

2. 清洗造瘘口周围后一般不需要使用护肤品，以免影响护肤片的黏性。

3. 操作动作要轻稳，以防污染床铺和周围环境。

四、尿、便常规标本的采集

养老照护工作中，经常要协助老年人采集排泄物、呕吐物、痰液等标本进行化验检查，通过对这些标本的实验室检查，可以了解老年人疾病的性质和病情的发展情况。因此标本采集的方法是否正确，直接影响到化验的结果，也就影响到医生对疾病的诊断和治疗。因此养老护理员必须掌握好标本采集的正确方法。

采集标本前要做好准备，并向老人做好解释，以便配合。采集的标本要及时送检，不可放置过久，以免影响化验结果。

（一）尿常规标本的采集

准备：养老护理员洗净双手后，准备用品。

物品：清洁、干燥的尿标本瓶（容量在 100 毫升以上），填好老人姓名、检验等内容的检验单，便器等。

环境：卫生间关闭门窗。

操作方法：

1. 能自理的老年人

将标本瓶交给老人，向老人讲解留取晨起第一次尿的中段尿液 100 毫升（因晨第一次尿液浓度高，未受饮食的影响，检验的结果较为准确）。将检验单的标签贴于容器上，送检。

2. 部分自理的老人

在老人晨起排第一次尿前，将物品拿至床前，向老人解释后嘱老人排尿，在协助老人排尿时，手持标本瓶，接取中段尿液约 100 毫升。将检验单的标签贴于容器上，送检。

3. 不能自理的老年人

对男性老人，可将标本瓶固定在阴茎上接取尿液。对女性老人可用清洁便器、治疗碗接取后，再将尿液倒入标本瓶内。将检验单的标签贴于容器上，送检。

注意事项：

1. 不可将粪便或其他物质混入尿液中。

2. 尿潴留的老人可通过留置尿管处留取标本。

3. 尿液标本应及时送检。

（二）粪便常规标本的采集

准备：养老护理员洗净双手后，准备用品。

物品：清洁、干燥的蜡纸标本盒，或其他容器，竹签，填好老人姓名、检验等内容的检验单，便器等。

环境：卫生间关闭门窗。

操作方法：

1. 能自理的老年人

将标本盒交老人，向老人讲解留取粪便标本的方法。老人留取标本后，将检验单的标签贴于容器上，送检。

2. 自理困难的老年人

在老人排便后，用竹签取少量粪便（约蚕豆大小）放入蜡纸盒内。将检验单的标签贴于容器上，送检。

注意事项：

1. 如老人为腹泻患者，应留取有脓血或黏液部分，如为水样便应盛于容器中送检。

2. 如检查寄生虫卵，应取粪便不同部分适量，送检。如检查成虫，应送检全部粪便检查。

3. 如检查阿米巴原虫，在采集前先用热水将便盆加温后，再嘱老人排便于便盆内，便后连同便盆送检。

第六节　老年人安全的照护

老年人的安全保护是养老护理工作的重要内容，养老护理员了解影响老年人安全的因素和掌握安全保护方法，从而能够预见到老年人可能发生的安全问题，以便能做出适当的处理，预防老年人的损伤。

一、影响老年人安全的相关因素

（一）老年人自身因素

老年人生理老化过程是不可避免的，养老护理员必须清醒地认识到造成老年人安全问题的内在因素和危险因素，努力降低可能由于老化造成的安全问题。

1. 感官系统老化

老年人视觉、听觉功能受损，视力、听力的下降，使老年人对光线、色彩、物体的辨别能力差，容易引起漏看、漏听，导致行动的失误而影响安全。例如：对照明需求较高的亮度，但又不能过强的或不均匀的光线，尤其在打蜡亮光光的长廊上，一眼望去，容易产生眩晕的感觉；楼梯或浴室设备使用同一色彩时易导致跌倒。同时，皮肤老化对于冷、热、痛反应迟钝，使老年人对低温或高温的环境不敏感，容易发生冻伤或中暑。

2. 老年人反应能力减弱

这使老年人在遭遇危险时，不能做出及时的判断和采取应急的措施，如躲闪车辆时反应速度慢，或对警报迅速做出正确反映能力较差，加之老年人身体平衡能力和稳定性差等，使老年人发生意外时容易受伤。

3. 神经系统老化

老年人近期记忆力减退，认知功能改变，使老年人常发生安全问题。例如，老年人烹煮食物时，可能会因为忘了或睡着了而引起煤气泄漏、火灾，在外出时易发生走失等意外。

4. 肌肉骨骼系统老化

老年人肌肉张力及强度减少，关节强硬，神经支配能力降低易疲劳。例如，老年人遇到长的楼梯或楼道，中间如果没有可供休息的座椅，难以适应；变动体位时容易发生困难，过度凹陷的沙发或太矮的椅子，将增加老年人生活起居及活动上的不便。

5. 其他

如手指甲、脚趾甲过长、穿不合适的鞋子、过度饮酒、营养不良、脱水等也是造成老年人安全问题的危险因素。

（二）环境因素

环境对老年人的安全问题尤其重要，不适当的灯光，浴室或楼梯缺少扶手，马桶、座椅过低，重复性花纹过多的地毯，不平整的地面，松脱的地毯，稳定性差的家具，地板过滑，助行器不适用，环境内障碍物过多或阳光过度刺眼，不适当的身体约束，物品放置混乱等都是影响老年人安全的危险因素。

（三）疾病对安全的影响

1. 患急慢性疾病的老年人危险因素增加

如果老年人心肺功能受损（患充血性心力衰竭，心律失常、慢性肺部疾病等）、神经功能受损（患帕金森病、脑卒中后遗症、痴呆），或患有肌肉病变、骨质疏松、骨关节病等疾病，都会使老年人活动困难，容易发生安全问题。

2. 药物的不良反应可以造成老年人安全问题

老年人由于患有老年病，常服用多种药物，如镇静安眠剂、降压剂、抗抑郁剂等，常常因药物的不良反应造成低血压，出现头晕容易跌倒造成损伤。

二、老年人不活动对身体的影响

（一）皮肤方面

常见由于压力、摩擦力所造成的压疮。由于压力大，造成血液循环受阻、缺血、组织坏死。因此，预防是十分重要的。

（二）肌肉骨骼方面

长时间不活动会导致软弱无力、背痛、肌肉萎缩、关节僵硬和挛缩及失用性骨质疏松。因此，养老护理员每天应协助老年人做全身范围的关节运动。

（三）呼吸方面

不活动妨碍了有效的呼吸，限制胸部扩张，使得换气减少、分泌物排除不良，因而导致坠积性肺炎和二氧化碳滞留，引起酸中毒。

（四）代谢和营养方面

不活动容易导致厌食、蛋白质代谢不良和营养不良。

（五）排便方面

老年人长期卧床食欲降低、纤维食品和水分摄入减少、肠蠕动减缓，容易导致便秘。

（六）排尿方面

不活动可能造成排尿困难、小便滞留、肾结石和泌尿道感染等。同时，也会导致抑郁、失眠和知觉剥削等。

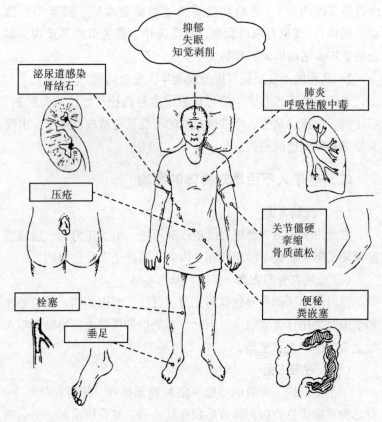

图 3-4　不活动的主要并发症

三、协助老年人安全移动

老年人身体姿势的改变，尤其是适当的离床、运动对身心都会有很大的帮助。对身体方面可以促进血液循环、胸部完全扩张、促进腹部肌肉的收缩、预防便秘、促进食欲、增加肌肉张力和力量、维持关节的可动性并减少因废用而引起的骨质疏松等。对心理方面可以增加健康愉快的感觉、提供与人互动的机会和知觉刺激。

姿势是指一个人从事各种活动时，身体所呈现的外观。姿势是否适当，肌肉、骨骼、关节三者的功能发挥有关。正确的姿势是指肌肉群与身体部位处于良好的排列位置上。姿势分成坐姿、卧姿、站姿及行走，正确姿势的维持涉及头、躯干、双手与双腿的肌肉。通过姿势评估，可获悉一个人身体的健康状况。面对生活不能自理的老年人时，养老护理员选择适当的方法，调整老年人的姿势和支托体位可保持正确的姿势以及如何安全扶抱移动是十分重要的。生活不能自理的老年人更换姿势，需要养老护理员的协助。而协助老年人安全移动时，也应考虑自身姿势的维护，才能有效地为老年人更换姿势。

为老年人维持身体各种正确姿势应运用的原则是：维持正常解剖位置；关节稍屈曲，以避免长期的伸展引发不适；时常改变姿势，以免受压、不适；改变姿势时，注意关节活动度的范围；姿势的放置，注意适当的覆盖，以维护隐私；认识各种姿势对身体各部位的载重负担；运用各种支托设备，以维持良好姿势摆放。

（一）协助卧床老年人更换体位

1. 目的　协助生活不能自理的老年人在床上更换体位，预防并发症。

2. 常用的卧位更换方法

（1）仰卧位

1）目的：协助生活不能自理的老年人在床上维持舒适的仰卧姿势的体位。

2）准备：养老护理员着装整洁，洗净并温暖双手，准备用品。

用物：小枕头、软枕（长圆枕）或毛毯卷（数目根据需要准备）。

环境：清洁，关闭门窗，避免对流风。

3）操作程序：

①协助老年人呈仰卧姿势，用枕头垫高老年人头部、颈部及肩部。

②用手伸入老年人颈部以下的凹陷处，若有悬空的地方可用小枕支托。

③检查腰下凹陷处，若有悬空的地方可用小枕支托。

④双膝下置一小枕支托，使老年人感觉舒适。

⑤两小腿下置一小枕支托足跟悬空，避免足跟与床垫摩擦，引起压疮。

⑥双腿自然伸直，外侧可放软枕（长圆枕）或毛毯卷，防止髋关节外旋。

⑦双足抵住枕头（防止足下垂）。

（2）侧卧位

1）目的：维持舒适的姿势，为生活不能自理的老年人更换体位，整理床单或进行背部护理时采用，以减轻局部皮肤受压，预防压疮发生，减少并发症。

2）准备：养老护理员着装整洁，洗净并温暖又手，准备用物。

物品：软枕（数目根据需要准备）。

环境：清洁，关闭门窗，避免对流风。

3）操作程序：

①养老护理员站在老年人将要转向的床侧。

②养老护理员先将老年人平移至远侧床边。

③将老年人远侧的手臂放在胸前，远侧的腿放在近侧腿上。

④养老护理员两手分别扶助老年人远侧肩部、髋部向近侧翻转，使老年人的身体呈侧卧位面向工作人员（翻身时养老护理员身体的重心由前腿向后腿移动，用自身体重的拉力翻转老年人的身体）。用力要适当，避免拖、拉等动作，以防损伤。

⑤翻身后给老人胸前放软枕（方枕、L型枕）以支托上臂，避免肩关节受压、内旋，并减少胸部受压；另将小枕置于上腿和膝下，支托以避免髋关节内收，双腿不可重叠。

⑥将软枕分别垫在老年人的颈部、背部以固定身体的侧卧姿势，保持体位的稳定与舒适。

⑦整理床铺使其平整。

（3）半卧位

1）目的：协助不能自理的老年人在床上维持舒适的半卧体位的姿势，保持呼吸道通畅，减轻心脏负担，改变脑部血液供应情况，有利于向站立过渡。

2）准备：养老护理员着装整洁，洗净并温暖双手。准备用品。

物品：小枕头、软枕（长圆枕、L型枕、长方枕）（数目根据需要准备）。

环境：清洁，关闭门窗，避免对流风。

3）操作程序：

①将老年人的床头摇高呈30°～50°角（可用床头支架或被、枕头支托）。

②使膝盖弯曲，膝下用支架或软枕抬起15°～25°角（可使腿部肌肉放松，避免老年人向床尾滑动）。

③使用各种枕头垫高头部并持托颈部、腰部及两手。

④置一小枕于两腿下，以便足跟悬空。再置一枕于床尾，两足抵住软枕，防止足下垂。

⑤安置好老年人体位后，检查各关节与骨突处是否受压，预

防压疮发生，确认老年人体位舒适，再整理老年人的衣服、床铺使其平整。

⑥必要时使用保护性器具（床旁护栏）防止老年人坠床。

（4）俯卧位

1）目的：促进睡眠、增加安全感、解除背部肌肉的疲劳。

2）准备：养老护理员着装整洁，洗净并温暖双手。准备用物。

物品：软枕（数目根据需要准备）。

环境：清洁，关闭门窗，避免对流风

3）操作程序：

①先将老年人由仰卧翻成侧卧，继而面向床铺俯卧，头侧向一侧，双手置于头侧。

②腹部横膈下垫一小枕（对女性老年人可以防止乳房受压）。

③大腿伸直、膝关节稍弯。小腿下垫一软枕，使老年人舒适。

3. 协助老年人更换卧位的注意事项

（1）根据不同的需求协助老年人更换卧位。

（2）对意识障碍呈被动体位的老年人翻身后，应用软枕支撑体位来保持稳定，预防并发症。

（3）更换卧位后应注意观察老年人的体位是否舒适、正确，如有不适应及时调整体位。

（4）采用半卧位和侧卧位时，由于老年人体位较高、身体重心也较高、体位不容易稳定，必要时可用床档保护。

（5）对生活不能自理的老年人应每2小时翻身一次或根据老年人的皮肤情况适当调整翻身次数，每次翻身时应检查老年人的皮肤情况，以便及时发现异常情况，得到适当的处理。

（6）如老年人身上留置有胃管、尿管等导管，翻身时应先将导管安置妥当，翻身后检查导管有无折叠、扭曲，注意保持通畅。

（7）注意节力原则。

（二）协助老年人安全移动

1. 协助老年人移至床头法。

（1）目的：协助从床头滑到床尾，而自己不能移动的老年人移向床头，调整姿势使其舒适。

（2）准备：养老护理员着装整洁，洗净并温暖双手。准备用品。

物品：小枕头、软枕（长圆枕、长方枕、L型枕）或毛毯卷（数目根据需要准备）

环境：清洁，关闭门窗，避免对流风。

（3）操作程序

1）将老年人双手交叉置于腹部（以免移动老年人时，双手晃动或牵拉引起意外）。

2）床头竖立一枕（以免向床头移动时碰伤头部）。

3）嘱老年人屈膝，双足抵住床垫，若老年人神志不清应以小枕垫在其双膝下。

4）将枕头自头部下移至肩下与上背部，以抬高老年人的上半部（可增加老年人向床头移动的助力）。

5）养老护理员站在床头，一手拉枕头上角，一手拉枕头下角（成对角线），双手拉枕头两侧用枕头移动老年人向床头方向（不需要抬高老年人，减少摩擦力及地心引力，以达到省力及减少不适）。

6）将头部枕头回归原位，颈下枕头移除，使老年人呈"仰卧位"姿势。

2. 协助老年人移至床边法

（1）目的：将老年人由床中央移至床的一侧或由床的一边

移至另一边。

（2）操作程序

1）将老年人双手交叉置于腹部（以免移动老年人时，双手晃动或牵拉引起意外）。

2）将枕头自头部下移至肩下与上背部，以抬高老年人的上半部（可增加老年人向床边移动的助力）。

3）养老护理员将手放在枕头的一侧，用枕头将老年人将向床边（不需要抬高老年人，减少摩擦力及地心引力，以达到省力及减少不适）。

4）养老护理员一手伸入老年人腰下，一手绕过老年人用两手环抱老年人，将老年人移向床边。再以双手移动老年人的两腿至床边。

5）然后将头部的枕头放回原位。

3.协助老年人坐移床边法

（1）目的：使老年人能安全地坐移至床边。

（2）操作程序

1）有床轮时先固定床轮，以免移动老年人时床晃动。

2）利用"协助老年人移至床边法"先将老年人移至床边（老年人身体应尽量靠近床边）。

3）将床头抬高60°。有床栏时应将对侧床栏拉上，以防老年人坠床。

4）将老年人双膝微屈，放下床栏。

5）养老护理员面向老年人，两脚分开，双膝微屈，将近床侧的手伸入老年人颈肩下，另一手托住老年人腘窝处或小腿下；或者将手臂越过老年人双膝，由对侧伸入老年人腘窝或小腿下；转身利用身体转轴转动，将老年人扶起。

6）坐于床边时，注意安全和保暖，观察老年人的面色、脉搏、呼吸（长期卧床的老年人突然坐起来，易出现直立性低血压）。

4．协助老年人下床法

（1）目地：使老年人能安全地下床。

（2）操作程序

1）先利用"协助老年人坐移床边法"，协助老年人坐起来，若老年人无任何不适，可进一步协助老年人下床。

2）养老护理员面对老年人，让老年人双手环抱养老护理员颈肩部。

3）养老护理员两腿分开，双手臂抱住老年人的腰部，若老年人体重较重，可用双手拉住老年人的腰带，向上用力协助老年人站起来。养老护理员用双腿膝盖抵住老年人的膝部，以防止老年人膝部不自主的弯曲而跌倒。

4）若老年人进行行走训练，养老护理员要站在老年人的健侧老年人用健侧的手臂围住养老护理员的肩部，握住养老护理员的手，而养老护理员用另一只手围住老年人的腰部，辅助老年人行走。

5．协助老年人坐入椅子（轮椅）方法

（1）目的：促进老年人体力的恢复，帮助移动老年人，增加老年人活动的范围。

（2）准备：养老护理员着装整洁。准备用品。

用物：老年人保暖的衣物、防滑鞋（布鞋或拖鞋）、椅子或轮椅。

环境：清洁、温暖，周围无障碍物。

（3）操作程序

1）先检查椅子或轮椅是否安全可用。将椅子或轮椅放在床尾，椅背面向床头与床尾平齐或呈45°角，轮椅必须固定。

2）利用"协助老年人坐移床边法"使老年人坐在左侧的床边。

3）养老护理员面对老年人，嘱老年人双手环抱着养老护理员颈肩部。

4）养老护理员两腿分开，左脚在前，抵住老年人的右膝，右脚在后，双手臂抱住老年人的腰部，以养老护理员身体作转轴，顺势将老年人移入椅子或轮椅内。

6. 协助老年人自椅子（轮椅）返回床上的方法。

（1）目的：使老年人安全地移至床上。

（2）操作程序

1）将椅子或轮椅推至床尾（同下床位置），固定轮椅。

2）养老护理员面对老年人，老年人双手环抱养老护理员的颈肩部，双膝并拢。

3）养老护理员将两腿分开，左腿在前，抵住老年人右膝，右腿在后，双手臂环抱老年人的腰部，或老年人体重过重，养老护理员可再用双手拉住老年人腰带。

4）养老护理员屈膝，上半身挺直，利用身体转向的力量，将老年人移位于床上。

7. 借助轮椅移动法

（1）目的：正确使用轮椅，使老年人能安全地移动。

（2）操作程序

1）先检查轮椅是否安全，再推至老年人床边。置轮椅的椅背与床尾平齐，面向床头翻起脚踏板，拉起车闸固定车轮（如无车闸则养老护理员需将一只脚放于一车轮后面固定车轮，防止车轮移动）。

2）扶助老年人坐起，穿好衣服。养老护理员一手固定轮椅一手扶助老年人下地上轮椅，为老年人盖好毛毯或保暖的衣服。

3）嘱咐老年人手扶轮椅扶手靠后坐，勿向前倾身或自行下车。

4）推轮椅移动至老年人需要去的地方（下坡时要减慢速度

并嘱咐其坐稳）。

8. 平车单人搬运法

（1）目的：将老年人安全舒适的由床上移至平车上，以便移送到需要去的地方。

（2）准备：平车 1 辆，被褥、枕头等。

（3）操作程序

1）检查平车是否安全可靠，确定设备安全后推至老年人床边。将平车置于床尾，使平车的头端和床尾呈钝角（平车的头端为大轮侧）。

2）将一手臂自老年人的腋下伸至远侧肩部，另一手伸入老年人大腿下，嘱咐老年人双臂交叉于养老护理员颈后，握住双手。

3）用力托起老年人移至平车上，将老年人头部置于平车的头端，协助老年人取舒适卧位，盖好被子。

4）养老护理员站在老年人的头部，推车至需要的地方，并注意观察老年人的身体状况。

9. 平车两人搬运法（利用移位板）

（1）目的：同单人搬运法。

（2）准备：平车、毛毯或被褥、枕头、移位板等。

　　　　　　环境清洁，周围无障碍物。

（3）操作程序

1）检查平车是否安全可靠，确定设备安全后，推至老年人的床边，紧贴住床（若床可以调整，将其调整与平车同高）。

2）养护理员乙将老年人双脚交叉，利用协助老年人"侧卧"的方法，将老年人翻向右边侧卧，并扶住老年人以防老年人坠床。

3）养老护理员甲将移位板放在床与平车的上方，紧贴于老年人身后。

4）养老护理员乙将老年人翻成仰卧姿势，此时老年人躺在移位板上。

5）养老护理员甲站在床一边，养老护理员乙双手推动老年人身体，老年人随移位移至平车上。

6）养老护理员甲将老年人翻成左侧卧位，养老护理员乙将移位板移开。

7）调整老年人至最适合的卧位。

8）将老年人用平车移回床时程序同上述。

10. 平车双人搬运法（无移位板）

（1）目的：同单人搬法。

（2）准备：平车、毛毯或被褥、枕头等。

　　　　　　　　环境清洁，周围无障碍物。

（3）操作程序

1）检查平车，将平车推至床尾，使平车的头端和床尾呈钝角。

2）养老护理员两人站于床边，帮助老年人将双臂放于胸腹前。养老护理员甲的一手臂托住老年人的头颈与肩部，另一手臂托住老年人的腰部，养老护理员乙的一手臂托住老年人的臀部，另一手臂托住老年人的下肢。

3）两人同时用力托起老年人，使老年人身体向养老护理员倾斜（使负荷接近养老护理员身体的重心，老年人身体的重量移至养老护理员的支撑面内，有利于稳定和省力），两人同时将老年人移至平车上，取平卧位。

4）调整老年人至最适合的卧位，为老年人盖好被褥，推车移动老年人去需要的地方，将老年人用平车返回床时，程序同上述（回床时应先帮助老年人移动下肢，再移动上半身。）

11. 平车3人搬运法

（1）目的：同单人搬法。

（2）准备：平车、毛毯或被褥、枕头等。

　　　　　环境清洁，周围无障碍物。

（3）操作程序

1）将平车推至床尾，与床保持钝角放置，固定车轮子（以免床或推车滑动）。

2）甲、乙、丙3位养老护理员排列于床的内侧（高在床头侧，矮的在床尾侧）

3）养老护理员甲用一只手臂托住老年人的头部，另一只手臂托住肩部；乙以一只手臂托住老年人背部，另一只手臂托住臀部；丙以一只手臂托住大腿，另一只手臂托住两小腿。（老年人身体紧靠养老护理员时可节省用力）。

4）由养老护理员甲发令，3人同时抬起老年人，使老年人身体紧靠养老护理员，动作一致将老年人移至平车上，并轻放在车中央。

5）用被子或毛毯保护老年人。

6）推平车前进时，老年人的足部在前方（养老护理员站在老年人的头部观察老年人，达到保护的目的）。

12.平车4人搬运法

（1）目的：对不能活动的老年人安全移动。

（2）准备：平车、毛毯或被褥、枕头、中单等。

　　　　　环境清洁，周围无障碍物。

（3）操作程序

1）将平车与床并排，固定车轮，将中单平铺在老年人身下。

2）养老护理员4人分4侧站立：

养老护理员甲：站在床头，用枕头托住老年人的头颈部。

养老护理员乙：站在床尾，托住老年人的两小腿。

养老护理员丙：站在床的一侧（必要时双腿分开跪于在床

上）。

养老护理员丁：站在平车侧。

3）养老护理员丙、丁两人将中单卷至老年人身旁，双手分开紧握中单的两端。

4）由养老护理员甲发令，4人同时将老年人抬放移至平车上。

13. 助行器具移动法

（1）种类：各种拐杖、移动式助行器。

（2）目的：辅助下肢肌力衰竭的老年人行走。

（3）操作程序

移动式助行器的使用：

1）首先经医生检查老年人身体后，选用适当的助行器。

2）在使用前向老年人解释助行器使用的方法。协助老年人穿着合适防滑的鞋（注意老年人的安全及稳定性，防止跌倒）。

3）协助老年人站立，根据老年人的身高调整助行器的高度，叮嘱老年人握住助行器上部的扶手。

4）请老年人移动助行器向前，保持助行器的4角在地面上，当助行器稳定时，告诉老年人身体向前靠近助行器，同时移动下肢。

拐杖的使用：

1）使用拐杖前向老年人解释使用的方法，如要抬头挺胸、背直、腹部收缩、髋关节放松，将身的重量放在手腕及手背，不要放在腋下，避免手臂麻痹。

2）检查拐杖的胶垫有无破损，其与地面的摩擦力是否够大，场地是否平坦、干燥、无障碍物。

3）将拐杖的高度调整至适当长度，使老年人膝关节微曲，两手肘部成30°角。

4）将拐杖放在老年人身前或左右两旁外各10~20厘米。拐杖头离腋下2~3厘米。辅助老年人行走。

（三）移动时的注意事项

1. 移动要注意老年人的安全、舒适与保暖，动作轻稳。车速不宜过快，如移动有意识障碍的老年人应另有其他人的帮助。以防发生意外。

2. 搬运老年人时，应尽量使老年人的身体靠近搬运者，以便稳定和省力。

3. 推平车时应站在老年人的头端，以便观察老年人的情况。上下坡时要注意老年人的头部应在高处，推车进门时不可用其撞击房门，以免引起老年人的不适和损坏建筑物。

4. 推轮椅或平车运送老年人时应随时与老年人交谈，以了解老年人的需要和老年人感兴趣的事，便于针对性地提供满意的照料。

（四）协助老年人移动时省力安全守则

1. 屈膝稍下蹲，切勿弯腰。发力时屈膝稍下蹲，阔步站稳，腰部挺直。

2. 脚步旋转、切勿扭腰，移动老年人时，要利用脚部的转动来帮助转身。

3. 学会借力，利用身体的摆动，借力拉起老年人。

4. 缩短距离，尽量靠近老年人，因为距离太远，很难发力。

5. 量力而行，如果一个人无法完成，就要找人帮助。

四、老年人安全保护器具使用方法

老年人安全保护器具包括：床挡、约束物品、支被架、防护垫、安全标识。安全扶手、紧急呼叫系统等。此处主要介绍床挡、约束带、支被架的使用。

（一）老年人安全保护器具的使用目的

防止老年人因意识不清发生坠床、撞伤及抓伤等意外，确保安全；确保各项服务工作顺利进行。

（二）方法

1. 床挡保护法

养老服务机构常用的床挡有两种。一种为多功能床挡，不用时插在床尾或其他部位，使用时插入两边床缘。另一种为半自动床挡，按需要升降。

2. 约束带约束法

（1）宽约束带：常用于固定手腕及踝部。先用棉垫包裹手腕或踝部，再用宽绷带打成双套结，套在棉垫外，稍拉紧，使之不要脱出，以不影响血循环为宜，然后将带子系于床缘上。

（2）肩部约束带：常用于固定肩部，限制躁动的老年人坐起。肩部约束带用制成，宽8厘米，长120厘米。操作时，老年人两肩部套上袖筒，腋窝内衬棉垫，两袖筒上的细带在胸前打结固定，将下面的两条长带系于床头。必要时用枕头横立于床头。

（3）膝部约束带：用于固定膝部，限制躁动的老年人下肢活动。膝部约束带宽10厘米。长250厘米，用布制成。操作时两膝衬棉垫，将约束带横放于两膝上，宽带下的两头带各固定一侧膝关节，然后将宽带横放于两膝上，宽带下的两头带各固定一侧膝关节，然后将宽带的两端系于床缘上。

（4）尼龙搭扣约束带：用于固定手腕、上臂和踝部。约束带由尼龙搭扣和宽布带制成，操作时，将约束带置于关节处。被约束部位衬以棉垫，选好适宜的松紧度，对合尼龙搭扣，将带子系于床缘。

若无上述特制约束带可用大单代替，固定双肩和膝关节。

约束物品包括约束带、约束衣、约束手套等。

3. 支被架保护法

主要用于肢体瘫痪的老年人，防止被子压迫肢体，也可用于烧伤、烫伤老年人采取暴露疗法保暖时。

（三）老年人使用安全保护器具的注意事项

1. 向老年人及家属解释使用保护具的目的，以求取得理解，要注意保持老年人自尊，在医护人员的指导下严格掌握指征。

2. 保护性制动措施只能短期使用，要使肢体处于功能位置，并保证老年人安全和舒适。

3. 约束带下应放衬垫，松紧适宜。密切观察约束部位皮肤的颜色，必要时进行局部按摩，以促进血液循环。

五、特殊情况下老年人移动掌握要点

老年人如果突然发生意外，如摔伤可疑骨折或有其他严重损伤时，应在移动老年人时注意：

1. 首先应了解发生的是什么问题、周围环境情况、已经采取的措施是否安全可靠。

2. 排除环境中危险因素。

3. 检查收集老年人的各种情况，协助判断问题的性质。

4. 明确问题的性质后，决定下一步应该采取的救治措施。

5. 迅速报告上级主管领导。

6. 安全移动老年人，采取保护性安全措施。

六、老年人意外伤害的预防和处理

（一）外走与走失的预防和处理

老年人外走是指入住在养老服务机构或家庭的老年人，私自离开养老服务机构或家庭的行为。老年人利用各种机会突然离开养老服务机构或家庭后可能会发生一些严重的问题，造成老年人走失，直接影响到老年人的健康或生命，应注意预防此类事件的发生。老年人走失的主要原因有幻觉、妄想的支配、对入住的环境不适应，为了达到某种个人的目的或因工作人员言行不当等。

具体预防和处理措施：

1. 详细了解老年人的情况，对重点老年人要重点观察和接触，了解老年人各种变化、反应和需求，满足其合理的要求，给予一定的心理安慰和解释。

2. 做好安全管理工作，经常检查、发现问题及时处理，门卫应有人负责管理。

3. 值班人员有经常巡视房间，把重点老年人置于视线之内。严格交接班，做到心中有数。

4. 改善服务，加强心理、精神支持服务，避免使用刺激性语言。

5. 积极组织老年人参加各种活动，使老年人精神愉快、消除焦虑和恐惧。

（二）老年人意外跌倒预防和处理

1. 老年人意外跌倒原因

（1）与不良生活习惯有关的因素　裤子过长、鞋子过大；穿着袜子或拖着鞋行走。

（2）环境生疏、不良的环境有关的因素　用旧布当地毯，地上的杂物多，地面湿滑，电线过长，室内光线不足。

（3）与疾病和退化有关的因素　神志不清，视力减退，心血管及神经系统疾病，步态失调、双腿无力。

（4）其他有关因素　药物影响；酒后失足；洗澡昏厥；改变姿态，便后突然站立。

2. 预防意外跌倒的措施

（1）老年人关节保护的措施应注意：步态失调，双脚无力常常与老年人膝关节的退化有关。平时应注意保持正确的坐姿；座椅的高度和深度要适中；避免长时间站立；尽量避免蹲下；避免拿重物。如老年人患有退化性关节炎，上下斜坡时，宜行"之"字形；上下楼梯时宜侧身行走。

（2）注意居室环境：为了老年人行动安全，室内要保持地面干燥，地板不宜太光滑，可铺设防滑瓷砖或使用防滑地膜；地面无杂物，家具的摆设要方便老年人的活动和取用物品；床和椅子高度要适中，床垫和椅垫要硬；居室内光线充足，门栏要贴上鲜明的标记；安装紧急呼叫系统。

（3）注意浴室安全：洗澡时，应使用洗澡板（浴缸适用）或洗澡椅，而不是小板凳；浴室要铺防滑胶垫，浴室地板上保持干爽；坐厕的高度要适中。

（4）注意老年人外出安全：搭乘电动楼梯时，要紧握扶手；尽可能贴近墙边和扶着栏杆行走；不宜穿拖鞋，凉鞋，应该穿防滑胶底鞋；避免到人多拥挤和湿滑的地方；如精神欠佳，不宜外出；如果脚步不稳，可以拿长度适中的手杖。

（5）指导老年人减少跌倒的方法：穿安全的鞋子，避免穿长度及地的衣服。下床前先坐在床边数分钟后在起身站立。走路时应有充分的光线照明。消除环境的杂乱，以避免跌倒。

（三）老年人烫伤的预防和处理

1. 预防

（1）食用热食或热汤时，应事先说明或提出警示或稍加等待。

（2）饮用、洗漱用的热水温度不能超过43℃。

（3）使用拷灯等热疗器具时，应距离皮肤不少于45厘米，每10分钟检查一次。

（4）老年人洗澡时，先放凉水，后放热水，水温不宜过高，时间不过长，不宜泡澡，不可让热水长流。

（5）注意使用水壶，暖气，厨房器具时，不可将壶嘴，锅朝人所在的方向放置。

（6）经常检查电热毯，做好温度调节。

（7）使用热水袋时，温度不宜过高，热水袋和皮肤之间应放置布类作为隔离物品避免烫伤发生。

2．烫伤的处理

（1）轻度（1度）小面积烫伤，仅伤及表皮，可立即将受伤部位侵入冷水中20分钟，可减少疼痛和损伤程度，不必做特殊处理。

（2）中度（2度）烫伤，伤及真皮层，皮肤起水疱，水疱不必刺破，若水疱已破，可用冷开水冲洗，在伤口上敷少量烫伤药，用无菌敷料覆盖伤口，再加以固定。

（3）重度（3度）严重烫伤，脱去或剪除已经贴在创面的衣服，用无菌敷料覆盖伤口，保护创面，及早送医院。

3．注意事项

若无适当物品处理伤口，也不要涂抹其他油剂或不清洁用品，尽量保持伤口清洁，防止赃物或尘埃污染伤口，伤口较大或发现伤口感染应立即就医。

（四）老年人暴力行为的预防

暴力行为多数发生在精神障碍的老年人，表现为突然的冲动，可自伤、伤及他人、毁物，以攻击行为最为突出。这十分危险应加以防范。其产生的原因主要是；意识障碍。感知觉障碍，妄想支配，精神运动性兴奋，人格障碍，工作人员行为不当等。

预防处理措施应注意做到以下几点；

1．遵守规章制度，做好安全管理工作

保管好危险物品，消除不安全因素。值班者要及时巡视老年人房间，特殊的老年人应置于视线下，做好安全检查和交接班工作，有问题及时向上级主管报告并做好记录。

2．加强责任心，建立良好的沟通

对待老年人态度要温和，尊重老年人的人格和隐私。了解老年人的需求，满足其合理的要求。主动与老年人交流，掌握他们的思想动态和行为，建立起相互信任的关系。

3．深入了解老年人的病情，及时发现潜在的暴力行为对"总提问题的老年人","想象力丰富老年人",尽量避免触及问题的实质,稳定老年人的不良情绪,鼓励老年人参加集体活动。引导、转移老年人的注意力缓和矛盾。对语言,表情,行为等有暴力倾向,应立即报告协助采取有效的防范措施做好记录。

(五)老年人噎食预防及处理

噎食是指进食时,食物误入气管或卡住食管第一狭窄处压迫呼吸道,引起严重呼吸困难,至于窒息。主要表现为:进食时突然出现严重呛咳,呼吸困难,两眼发直。面色苍白或发绀或窒息。有的老年人存在吞咽困难,容易出现噎食。吞咽困难症状包括:进食时容易呛咳;进食后仍然有食物粘在口腔或者喉咙;经常有上呼吸道感染的症状。

1. 噎食的原因

(1)吞咽未充分咀嚼的大块食物。

(2)进食前或进食时饮酒,酒精能使协助吞咽的神经反射迟钝。

(3)戴义齿,义齿使人咀嚼及吞咽时不易感觉到食物的大小。

(4)吃东西时兴奋说话,笑闹或进食太快。

(5)口中含有食物时,走路,游泳或跑步。

(6)颜面或下额受伤,血块可能会阻塞上呼吸道,特别是老年人已丧失意识时。

(7)意识昏迷的老年人,舌根松弛向后掉入咽部,阻塞上呼吸道。

2. 主要的预防措施

(1)进食时:要坐直,头部不要向后仰;不要同时谈话,说笑;进食速度不宜过快或者放太多食物入口;不要同时吞流质和固体食物;喝水时要用矮身杯,头要稍微向前垂低;如果呛咳，必须休息一会才继续进食；吃完食物要漱口。不要过量饮酒。

（2）食物的处理：将食物切成小碎片，在细嚼慢咽，特别是戴有义齿者。不要吃圆形，滑溜或者带黏性的食物；食物宜去骨，切细块或煮软；大粒的药丸要磨成粉末；如果有吞咽困难，可以将食物打成糊状进食；如果喝太稀的液体会呛咳，可以加凝固粉。

（3）使用辅助用品：使用防滑碗，高低边碟，转角勺，刀叉混合器，改良易拿杯，改良筷子。

3. 呼吸道异物阻塞的症状

呼吸道异物阻塞之早期判断与及时处理是成功的关键，所以必须能与其他情况加以区别，如心脏病发作之症状常与呼吸道异物阻塞相混淆。呼吸道异物阻塞可分为部分与完全阻塞。

（1）呼吸道部分阻塞：老年人咳嗽，呼吸困难，呼吸伴有喘息声，如阻塞情况严重则咳嗽无力，呼吸更困难，脸色发紫。

（2）呼吸道完全阻塞：老年人不能咳嗽，不能说话，不能呼吸，脸色发紫，甚至意识消失，昏迷。

4. 呼吸道异物阻塞之紧急处理

气道阻塞的表现是老年人不能说话，呼吸和咳嗽。气道完全阻塞时，老年人因脑部缺氧而致昏迷，甚至死亡。应立即采取急救措施。根据老年人的意识状态来决定急救的步骤。

腹部挤压法：

（1）对清醒老年人，抢救者站在老年人的背后（站立位），两手环抱老年人的腰部，一手握拳，拇指侧顶住其脐上2厘米处（远离剑突），另一手抱拳，连续向上向内用力猛压6~10次。使气流将异物冲出，再用手指将老年人的嘴撬开，将舌头从咽后部向前拉，另一手食指从颊内侧探入咽喉取出异物。

（2）对昏迷老年人，应将老年人迅速摆成仰卧位，抢救者跪在老年人的大腿一侧或两侧分别跪于老年人两大腿外侧，一手掌根顶住老年人的脐上 2 厘米处（远离剑突），另一手放在第一只手背上，连续向上向腹内用力猛压 6～10 次。再用手指将老年人的嘴撬开，将舌头从咽后部向前拉，另一手食指从颊内侧探入咽喉取出异物。

（六）老年人误吸的预防与处理

1. 误吸的原因

（1）衰老及功能减退性因素：老年人的口腔、咽、喉与食管等部位的组织结构发生退行性改变，黏膜萎缩变薄，神经末梢感受器的反射功能迟钝，肌肉变性，咽及食管的蠕动能力减弱容易导致老年人的吞咽功能障碍。同时，老年人消化吸收功能减退，长期卧床，使得其胃排空延迟，腹胀咳嗽时引起呕吐而发生食物反流。

（2）疾病因素：由于神经系统疾病　脑血管疾病、老年痴呆症、帕金森病、颅内肿瘤、颅脑外伤、脑干损害使控制吞咽反射的神经障碍而出现吞咽困难；疾病造成的颅内压增高形成喷射性呕吐而发生反流。患糖尿病的老年人因自主神经功能紊乱，造成胃潴留，引起腹胀易发生呕吐。慢性阻塞性肺疾病的老年人由于喘息、咳嗽、多痰而增加误吸的可能。长期口服安眠药的老年人，也容易发生慢性误吸。老年人意识障碍发生后，胃内容物易反流入呼吸道。

（3）医源性因素：持续的后仰位可增加食管反流和误吸的可能性。气管切开与气管插管是误吸的危险因素。药物的使用可以抑制食管的功能，如支气管扩张剂、肾上腺素能制剂、镇静剂和肌松药等，增强了反流的机会；置入鼻胃管时，使食管下括约肌关闭受阻，引起胃食管反流后误吸；鼻饲液输注的速度和容量明显会影响胃内的压力和胃、食管反流。传统的输注鼻饲液的速度过快极易产生误吸。

2. 主要的预防措施

（1）采取正确的体位：意识清楚者的老年人进食时尽量取坐位或半卧位，颈部轻度屈曲；进食后，不要立即躺下，保持此种姿势 30～40 分钟，如果病情不允许抬高床头时，可采取患侧卧位，有助于健侧功能的代偿。意识障碍的老年人在餐中和餐后1 小时保持半卧位，或者取侧卧位，保持气道通畅或头偏向一侧，以免误吸。鼻饲喂养的老年人喂养时、喂养后 1 小时床头抬高 30°～45°角，或取右侧卧位。

（2）经口进食的喂养：老年人进食应在安定的状态下缓慢进行，精力集中，以免精力分散引起呛咳；对于刚睡醒的老年人应给予适当的刺激，使其在良好的觉醒状态下进餐，防止因味觉、运动都较为迟钝，咽下反射减弱引起的误吸。喂饭时，养老护理员态度要和蔼亲切、不急不躁；给视觉障碍的老年人喂食时，每喂一口都要先用餐具或食物碰老年人的嘴唇，以刺激知觉，促进舌的运动，然后将食物送进口腔；给一侧面舌肌瘫痪的老年人喂食时，食物放在口腔健侧；对一些口唇不能紧闭、颊肌收缩无力的老年人，应将调拌后的食物直接放入舌根附近等待咽下反射。每勺饭量不要太多，速度不要太快，要给老年人充足的时间进行咀嚼和吞咽，不要催促老年人，动作要轻；鼓励老年人进食时要细嚼慢咽，出现恶心、呕吐反应时，要暂停进食。脑血管病、老年痴呆等轻度吞咽困难、能经口进食的老年人，应告知其选择合适的食物，避免进食流质及干硬食物，因汤和水类食物易引起呛咳、误吸，而干饭类则难以吞咽。故此类老年人的食物应以半流质为宜，如蛋羹、粥类、菜泥、酸牛奶等，并尽量将水混入半流质食物中给予。注意食物应温热适宜、色香味美，以增进食欲促进吞咽反射。

老年人经口进食后应认真进行口腔清洁，以防止口腔内残留食物在老人变换体位时误吸。对于有误吸史的老年人，应调节食物的稠度，进行吞咽训练，必要时避免经口进食，正确采取鼻饲管置入的方法。

（3）鼻饲喂养的老年人预防误吸的措施：对于严重吞咽困难、不能经口进食、呛咳及昏迷的危重老年人，应及早给予鼻饲饮食，避免误吸发生。经鼻饲管进行喂养时应先排痰，如将呼吸道痰液、分泌物等吸净，以免咳嗽引起胃内容物反流，而在鼻饲中及鼻饲后30分钟内尽量不吸痰，以避免吸痰的刺激引起呕吐；如在滴注营养液的过程中必须需要吸痰时，应暂停营养液的滴注。进食前要检查鼻饲管的位置是否正确，确定在胃内后方可滴注，以防误灌。滴注营养液的量每餐不宜过多，一般在350～400毫升为宜，滴注的速度不宜过快，最初输注速度为30～50毫升/小时，匀速输注，待无不良反应发生后再调制80毫升/小时匀速输注；输注中按上述要求摆放患者体位；营养液温度在40℃左右较合适，以免冷热刺激而致胃痉挛造成呕吐而导致误吸的发生。

（4）促进肠蠕动：腰背部热敷、腹部按摩可促进肠蠕动，减少呕吐的发生，从而减少误吸。沐浴可减少神经的紧张，促进肠蠕动，也可减少误吸的发生，但脑血管意外时应禁忌。对长期卧床鼻饲的老年人，要鼓励并协助其做一些主动或被动的活动，如床上肢体活动、下床坐沙发、坐轮椅室外活动等，以加速胃肠蠕动，促进食物消化吸收。

（5）治疗原发病：对于脑卒中、呼吸道感染、脑外伤、糖尿病并发脑血管病变等出现呛咳和吞咽困难的患者，应及早治疗原发病对维持正常吞咽功能、避免误吸十分重要。

（6）健康教育：指导吃干食发噎的老年人，进食时准备水或饮料，每口食物不宜过多。咳嗽、多痰、喘息的老年人，进食前最好吸氧15～30分钟，以减轻喘息，防止进食中咳嗽导致误吸。高龄老年人及心功能不全等限制水分摄入的老年人，因唾液分泌减少，食物咽下困难，易造成误吸，因此应制作适合其口味又易于吞咽的饮食供其食用。因隐性误吸易发生于夜间睡眠中，故脑卒中的老年人晚餐后不可再进食，即保持就寝时空腹。

（7）如老年人进食时出现咳嗽或呕吐反射降低，或吞咽困难，要及时送医院就诊。

（七）老年人触电的预防与处理

1. 用电安全的知识

（1）使用电器时，突然离去时不要忘记关电源。电器用具使用后，应立即切断电源。

（2）室内装置电灯时，不可距离天花板过近，以免过热造成火灾。

（3）使用电炉，电热器时，切勿靠近衣物或易燃物品。

2. 触电急救处理

（1）关闭电源开关或斩断电路或挑开电线（注意使用绝缘的器具）。

（2）注意保护好老年人，以免脱离电源后摔伤。

（3）将老年人移至通风处。若老年人无反应，应立即检查心跳和呼吸是否正常。

（4）若老年人心跳呼吸停止，应立即报告医生护士，同时进行心脏按压和人工呼吸（操作方法参见徒手复苏技术）。

（5）老年人心跳呼吸恢复后，立即转送就近医院，对有伤口的老年人，应运用清洁衣物简单包扎并稍加固定。

（八）火灾的预防与处理

1. 火灾的预防

（1）使用氧气时应禁烟并挂警示牌。

（2）防止在床上吸烟。不要随地乱扔烟头。使用明火时注意控制火势，及时关闭开关。

（3）使用电器时应注意电线是否破损或超负荷使用。小心使用电器，不随意乱接电路板和插座。不用湿布擦拭电器。

2．火灾现场的逃生

（1）火警发生的报警须知

1）火警报警及时请求紧急救援，需拨119电话。报告火警时，应将发生地点：如街道名（路）某地，某巷和附近明显的标志告知。

2）发生火警时应一面派人报警，一面找人协助扑救，切勿惊慌失措，不能光顾逃生抢救财物，而延误报警。

（2）火灾扑救的要领

1）救火最重要的时刻，是在刚刚起火的3分钟内，因火势小很容易扑灭。

2）一般物质引起的初期火警，可用沙土及水或棉被等浸湿覆盖扑灭。

3）炒菜时油锅突然起火，可将锅盖盖上或用浸湿的棉被覆盖。

4）火警发生时，应先将火场电源截断，以免抢救时发生触电危险。

5）消防人员赶到火场时，屋内人员应立即向其报告起火地点及燃烧物，以便争取时间，切勿延误抢救时间，干扰抢救工作进行。

6）火警扑灭后应注意保留现场，以待有关单位鉴定起火原因。

（3）逃生的方法：逃生口诀：低姿势，沿墙壁，走安全门梯，向下走，勿搭电梯，勿跳楼，无法逃生时先避难等待救援。

1）火警随时随地都可能发生，应掌控防火逃生的方法，才能减少火灾损失及死亡。

2）屋内发生火警，如已无法自行控制火势，应找到最方便而安全的出口逃生。

3）火警时不可冒险逃脱，或慌乱中在屋角或床底下躲避，以图一时安全。

4）火势蔓延，出口容易被火焰封锁，不可因财物被烧而徘徊火场；在火警逃生时，勿将时间浪费在穿衣服或寻找物品上，以免被困火场无法逃生。

5）睡梦中如被浓烟呛醒时不要慌张，首先，应观察从哪里可以逃生。

6）如被火场浓烟所困，应迅速用湿毛巾掩住口鼻，并采取低姿势逃生。

7）必须通过火场方向逃出时，应将所穿衣物的用水浸湿，或以棉被，毛毯等浸湿裹住身体迅速冲出。

8）身上衣服已着火，切勿惊慌失措，应迅速脱下或跳入就近装水的浴盆内使火熄灭，或用湿棉被包裹其全身或在地上翻滚，可立即灭火。

9）由窗口向外逃生时，不可先将上半身伸出窗外，应先将腿跨出，面向内，手攀窗沿，松手落地，落地时屈膝卧倒，非不已不要跳出窗外。

10）用手摸门板感到烫手不要开门，假如是凉的可以慢慢打开并隐身门后，若是热浪或压力从门外扑来，马上把门掩上。

11）入睡前关门可将火势阻于门外。假如开门逃生，可因造成真空，门外过热的空气和火焰会立即反扑过来，故开门时应以背顶门，先开一条缝，若是感觉有热力或火焰压来，应立即关上。

12）夜间楼下发生火警，应首先通知楼上熟睡的人逃生。切勿仅顾扑救或自己逃生而使楼上熟睡的人无法逃出。

13）高楼火警，浓烟上升，楼梯间变成烟囱，在楼上的人稍稍迟疑即可被浓烟窒息，故应迅速自室外太平梯逃生，或逃向窗口或利用被单、窗帘等撕裂连接成带或沿着落水管等自窗口滑落地面逃生最安全。

14）高楼火警时有孩子的人，可用棉被将孩子裹住，系之绳索，自窗口垂下。

15）切勿惊慌失措，冒险自高楼跳下。如地面已张有救生网，即可辨别方位跳下。

16）逃离火场时应尽可能随手将门窗关闭，使屋内充满二氧化碳，减少外来空气涌入助燃。

17）遇浓烟时，应采取低姿势沿着门板、墙面爬行逃生。

七、老年人娱乐健身活动安全保护

（一）意义

养老护理员要了解老年人运动知识，做好宣传教育，防止老年人发生意外.老年人参加娱乐健身活动可以强化心肺、骨骼、延缓老化过程；常运动的老年人，其生理状况比较年轻，寿命比较长。同时，运动不但增强抗疲劳的能力，而且对于维持正常的姿势，防止腰背痛和内脏下垂等明显的效果。另外，还可以增加心脏搏出量，增加肺活量，减少体内脂肪贮积，降低胆固醇，降低血糖，增加血液的含氧量，改善组织缺氧，降低血液黏稠度，解除精神紧张，改善精神抑郁。坚持适量的运动，对于老年人预防和治疗心脑血管疾病、糖尿病或者其他老年病，提高生活质量都有益处。

但是，老年人在进行运动前应检查身体，了解身体的限制程度，选择适当的运动方式并持之以恒，方能达到维持身心健康和安全。例如测量安静时血压、心率或由医生检查有无心脏、血管、呼吸、代谢或骨骼等疾病。若发现疾病，如糖尿病、高血压应待治疗病情稳定后再做适量运动。应避免进行快跑等高冲击、高强度的运动。若运动时无法与伙伴相互谈话，则表示运动已达到高强度的水准，应降低运动的强度或速度。

合适的运动强度可以用每分钟心跳的次数来推算，公示如下：

〔（最大心率－休息时心率）×60%〕＋休息时的心率

注：最大心率＝220－年龄；60%为适宜的运动强度。

（二）注意事项

1. 运动方式要适合自己

老年人采用的运动方式因人而异，年龄较轻的老年人以的蹬车、登山、做操、慢跑等方式；年龄较大的老年人主要以散步为主（快步行走）太极拳等方式。有慢性病的老年人要以低强度的运动为主。任何一种方式都要适合自己的身体，不能盲从。

2. 运动强度要适中

运动量过大会产生种种不良反应。运动强度以自己可能最大限度的运动，一直达到出现不适症状为止，测定此时的心率，并把此时心率的60%～80%作为运动时的最适心率（目标心率）。

3. 运动持续时间要适中

有时虽然达到运动强度即目标心率，但如果持续时间不够，对心肺功能和全身代谢的影响往往不大。也达不到增强体质的目的。运动持续时间一般至少维持目标心率15～20分钟。整个运动周期约40～60分钟。

4. 运动频率要适中

每周3～4次，最多不超过5次的运动，有利于身体肌肉组织的疲劳得以全面的恢复。

5. 运动时间要掌握好

运动实施的时间尽量在饭后两个小时左右，避免完全空腹。要将可以利用各种时间将运动纳入日常生活中。必须指出的是锻炼身体安全第一，在运动实施过程中，要注意运动前运动中运动后身体各方面的反应。出现问题时必须随时调整或完全休息。

6. 运动地点要选好

老年人运动地点一般不要选择离家太远或车流较多的街道上，以免发生意外。老年人运动最好集体进行，这样有助于相互帮助，还可以防止危险发生，又促进运动能长期坚持。

同时老年人要重视运动时剧烈运动、过量运动、长时间运动引起的运动性晕厥。

第四章   老年人健康状况的观察

第一节   老年人健康状况的观察

观察是仔细、认真的查看。观察是养老护理员进行照护活动中的一项重要工作，养老护理员必须掌握相关知识和技能。通过观察了解老年人身体、心理、社会方面的健康状态，以便采取正确的照顾措施，同时观察也能为养老机构照护质量的评价提供客观依据资料。

一、观察的方法

养老护理员可通过视觉、听觉、嗅觉、触觉来了解老年人的健康和疾病的情况。

视觉：通过视觉可以看到老年人的一般身体情况。如面部表情、神态、皮肤的颜色等。

听觉：通过听觉可以辨别老年人有无语言、语调、呼吸、咳嗽等异常情况等。

嗅觉：通过嗅觉可以发现老年人身体的异常情况，如老年人呼吸的气味中有烂苹果的气味，可能是糖尿病酸中毒。排泄物的异常气味可能患有某些疾病。

触觉：通过用手触及老年人肌肤的方法来了解病情，如触摸老年人的皮肤是否发凉或发热等，可了解老年人体温的变化。

养老护理员时刻都在老年人床旁，养老护理员要根据老年人生理和患病的特点，对老年人要加强观察，细致入微，深入的发现问题。

二、观察的内容

(一)一般健康状况的观察

1. 面色

观察面色是否红润、发绀、苍白,面部有无斑点、丘疹、硬结等。眼睛看东西是否清晰,有无眼部疾病等。语言是否清晰,语言有无障碍等。

2. 头发

观察头发的光泽和分布,正常人的头发应有光泽,分布均匀。老年人的头发生长速度迟缓,头发稀少,质地会逐渐会发干变脆。颜色也会逐渐变灰至发白。

3. 指(趾)甲

观察指(趾)甲下面甲床的颜色。正常应为色泽红润,富有光泽,凸圆形。老年人的指(趾)甲的生长速度明显变慢,指(趾)甲板变厚、变脆颜色变混浊,失去光泽,常有纵嵴发生。

4. 皮肤

观察完整的皮肤是否温暖、柔软、不干燥、不油腻,没有潮红和破损,无硬块和结节及其他疾病的征象。老人自己感觉清爽、舒适,冷、热、针刺、触觉良好。

(1)颜色:根据身体的不同部位、不同的颜色,在不同的环境中皮肤的颜色有所不同。养老护理员要观察老年人皮肤的颜色,是否出现苍白、发绀、发红、黄疸、色泽沉重等。

(2)温度:皮肤的温度应是温暖的。但皮肤的温度与周围的环境有关。寒冷的天气皮肤会凉一些,天气炎热时老年人出汗多皮肤会湿润一些。

(3)柔软度和厚度:受皮下脂肪量、饱满度、皮层的纤维弹性和水肿的影响，老年人的皮肤会出现干燥、粗糙。

（4）弹性：老年人皮肤的弹性会减弱，出现皱褶。

（5）完整性：老年人的皮肤比较薄、失去弹性而脆弱，易瘙痒，如不注意就会被划破，出现破损，长期卧床的老年人缺少活动及翻身易发生压疮。

（6）感觉：老年人的对皮肤冷、热、触觉和痛觉均不够敏感需注意观察。

（7）清洁度：老年人皮肤出汗和所散发出的气味，可了解身体的清洁度、污浊和皮脂分泌等情况。

（二）精神状态的观察

老年人的精神状态常见忧郁、恐惧、焦虑、孤独等。情绪也不稳定，易兴奋或激怒；喜欢唠叨、与人争论等。

（三）对睡眠的观察

观察老年人有无失眠、嗜睡等情况。

（四）饮食的观察

注意观察老年人的食欲、进食量、进水量以及饮食习惯等。

（五）对粪便的观察

观察的内容包括排便次数、排便量、颜色和性状和气味。

1. 正常排便的观察

每个人排便的次数不同。老年人正常的是每天 2 次 ~ 3 次，每周 1 次 ~ 3 次；正常人一般排便量约为 150 ~ 300 克。进食细粮及肉食，粪便量少；进食粗粮或大量蔬菜粪便量大。

正常粪便成形，有臭味，食肉者味重，食素者味轻；颜色呈黄褐色、其颜色随食物的种类和颜色而变化。

2. 异常粪便的观察

粪便干硬，排便次数减少或粪便稀薄，排便次数增多均为不正常。

粪便的颜色和性状对疾病的判断有重要意义。如患有痢疾的老年人大便为脓血便；痔疮或肛裂的出血时粪便呈鲜红色；患有上消化道出血的老年人，大便呈暗褐色或黑色，质软富有光泽，宛如柏油，称柏油样便。患有胆道完全阻塞的老年人大便呈陶土色便。

患有直肠狭窄，直肠癌的老年人排细条状或扁条状粪便。便秘者大便呈干结坚硬便，严重时呈栗子样。患有慢性肠炎的大便气味恶臭。

（六）对尿液的观察

观察的内容包括尿量、尿的外观、气味、酸碱度、比重以及排尿次数等，并观察老年人的排尿状态。

1. 对正常排尿的观察

在正常情况下，排尿受意识的支配，无痛、无障碍、可以自主随意进行。

正常成人白天排尿 4~6 次，夜间 0~1 次，每次的尿量约为 200~400 毫升。每昼夜尿量约在 1000~2000 毫升之间。排尿频率具有个体差异性，与个人的膀胱容量、液体摄入量、有无排尿场所等有关。

正常的新排出的尿液多澄清、透明，呈淡黄色至深褐色，放置后发生混浊，由于尿素的分解可出现氨臭味。

2. 异常排尿的观察

尿量过多或过少均为异常，每昼夜尿量超过 2500 毫升多尿，见于糖尿病或应用利尿剂后老年人。少于 400 毫升为少尿，少于 100 毫升为无尿也称尿闭，见于心、肾疾病和休克的老年人。

尿液颜色的异常变化对于疾病的诊断有着重要意义。如患有传染性肝炎时尿液呈黄褐色；泌尿系统有严重感染时尿液可呈白色混浊状；泌尿系统肿瘤、结核、血液病的老年人，尿液常呈血尿或浓茶色、酱油样色；有胆道梗阻疾病时尿液呈深黄色。食物和药物也可改变尿液的颜色，如食用大量胡萝卜时尿液呈鲜黄色。

尿液的气味和老年人排尿时的状态也要注意观察，如患有糖尿病酮中毒的老年人，尿液呈烂苹果样气味。膀胱炎及前列腺肥大的老年人，会表现膀胱刺激征（每次尿量少，伴有尿频、尿急、尿痛）。

（七）老年痴呆的观察

患有老年痴呆（阿尔茨海默病）的老年人会出现记忆力减退；语言交流下降；情绪不稳定；定向力障碍，计算力下降；性格出现孤僻或固执、多疑、脾气古怪等。严重者不会吞咽，大小便失去控制，卧床不起，生活完全不能自理。记忆力丧失，忘掉过去，忘掉现在，忘掉家人，直至忘掉自己。

养老护理员对患老年痴呆的老年人一定要满足他们的饮食、舒适、休息、睡眠、排泄等需要，并应照顾好老年人的日常生活，特别要注意他们的安全，避免发生意外。

三、对不舒适老年人的观察与照护

（一）舒适的概念

舒适是个体的一种良好的自我感觉。是在环境中保持一种平静安宁的精神状态，是身心健康没有疼痛、没有焦虑的轻松自在的感觉。

（二）不舒适的原因

多种原因会导致老年人的不舒适，如因疾病自理困难，不能保持个人的清洁卫生；姿势和体位不正确；机体内的不适，如恶心、呕吐、头痛、疼痛等；环境不良，有异味、噪声、同室人的呻吟和痛苦的表情；环境不熟悉等都会引起不舒适。进入养老机构或医院后有恐惧、焦虑情绪，怕孤独、冷落等心理因素也会引起老年人的不舒适。

（三）不舒适的表现

当有来自身体、心理、精神社会和环境的刺激时，老年人会感到不舒适。不舒适的表现有烦躁不安、紧张、精神不振、不能入睡、消极失望及身体无力，不能坚持日常生活。疼痛是不舒适中最为常见和最严重的一种。

（四）对疼痛的观察与照护

1. 观察疼痛时的表现

当发现老年人疼痛不舒适时，要注意观察老年人的面部表情、身体的动作，可了解老年人对疼痛的感觉、程度、部位等。如老年人是静止不动或无目的乱动，还是为了避免疼痛而采取保护性动作，以及是否出现有规律的按摩动作。

老年人在疼痛时常会发出的各种声音，通过对其音调的大小、快慢、节律来了解老年人疼痛的程度。

2. 老年人疼痛的照护

老年人一般怕麻烦别人，所以大多数的老年人对疼痛采取忍耐，不愿意找人帮助，而是自己寻找方法解决。养老护理员在照护老年人时一定要密切观察老年人疼痛的情况，及时报告值班的医生和护士，并采取措施缓解老年人不舒适的感觉，如帮助老年人采用正确的姿势，调节舒适整齐的休养环境，良好的采光和室内适宜的温度和湿度，良好的通风设备等，都是为满足老年人舒适的需要。

第二节　体温、脉搏、呼吸的观察

体温、脉搏、呼吸是机体内在活动的一种客观表现。正常人的体温、脉搏、呼吸有一定的变化范围，但活动范围较小。但当患病时体温、脉搏、呼吸会有不同程度的变化。养老护理员要学会测量方法，密切观察体温、脉搏、呼吸的变化。

一、体温、脉搏、呼吸的观察

（一）体温

1. 正常体温

体温测量常以口腔、腋下、直肠的温度为标准。正常体温有一定的温度范围。体温可以随着性别、年龄、昼夜、运动、情绪等各种因素的影响而波动。一般清晨 2 时 ~ 6 时体温最低，下午 2 时 ~ 8 时体温最高。

正常值：

舌下测量的口腔温度为 37℃（范围在 36.2 ~ 37.2℃）

腋下温度为 36.5℃（比口腔温度低 0.3 ~ 0.5℃）

直肠温度为 37.5℃（比口腔温度高 0.5℃）

2. 异常体温的表现与照护

（1）发热：体温增高超过正常范围即为发热。

1）发热的判断：以口腔舌下温度衡量，发热可划分为：

低热 37.5 ~ 37.9℃。

中度发热 38 ~ 38.9℃。

高热 39 ~ 40.9℃。

超高热等于或大于 41℃。

2）发热的类型：因不同的疾病热型会有不同。如不规则热、弛张热等。

3）体温升高的过程，可分为 3 个阶段：

体温上升期：特点为产热大于散热，患者表现为畏寒、皮肤苍白、无汗。体温上升方式有骤升即突然升高和渐升即缓慢升高。（如伤寒）。

高热持续期：特点为产热和散热在较高水平上趋于平衡，患者表现为皮肤发红而灼热、呼吸和脉搏加快、尿量减少。

退热期：特点为散热大于产热。患者大量出汗，皮肤温度降低。退热方式有骤退和渐退。体温下降时因大量出汗，易出现虚脱，表现为血压下降、脉搏细速、四肢厥冷等，养老照护员应注意观察。

4）对体温过高老年人的照护：

①密切观察高热老年人的体温变化，每隔 4 小时测量一次体温，体温恢复正常 3 天后每日测量 2 次。

②采用物理或药物降温方法，体温超过39℃可用冰袋冷敷头部，体温超过39.5℃可用温水擦浴。行降温措施30分钟后，测量体温。

③老年人需卧床休息、保暖，并给予高热量、高蛋白、高维生素、易消化的流质或半流质饮食。

④应为老年人提供口腔照护每日2~3次。

⑤随时擦干汗液，更换汗湿的衣服和床单，保持皮肤清洁、干燥。

⑥注意心理照护，了解老年人的心理情况，减轻焦虑情绪。

（2）体温过低：体温在35℃以下称体温过低，常见于全身衰竭的危重老年人。对体温过低老年人的照护，首先应提高室温，以24~26℃为宜，还可用热水袋保暖。

（二）脉搏

1. 脉率

即每分钟脉搏跳动的次数。正常成年人在安静时的脉搏为每分钟60~100次。老年人脉率较慢，运动和情绪激动时可暂时增加，休息和睡眠时较慢。当每分钟脉率大于100次，为脉率过快，每分钟脉率小于60次，为脉率过慢。

2. 脉律

脉搏的节律性。正常脉搏的节律性应是跳动均匀而间隔时间相等。当患病时脉搏跳动不均匀或间隔时间不等，为节律不整。

（三）呼吸

正常呼吸的速率成人每分钟为16~20次。呼吸可随年龄、运动、情绪等因素而改变，老年人较慢，运动和情绪激动时呼吸增快，休息和睡眠时较慢。呼吸的频率的深浅度比较均匀平稳，有时也可随生理、心理因素而出现生理性变化。当患病时呼吸可每分钟大于24次，为增快；每分钟小于10次，为减慢。当呼吸频率、节律、深浅不均匀都是异常情况，应及时报告医务人员。

二、体温、脉搏、呼吸的测量方法

（一）测量体温的方法

1. 体温计的种类

体温计的种类包括玻璃式水银体温计（图 4-1）、电子体温计。临床最常用的是玻璃式水银体温计，体温计一端的玻璃球内装有水银，当水银接触到人体的口腔、腋下或直肠的温度时就会膨胀上升，当上升到体温的高度时，同时也标出了体温的数值。玻璃式水银体温计的形状依测量部位的不同而有所不同，有口表、腋表和肛表 3 种（图 4-2）。口表的球部细长，腋表的球部扁长，肛表球部呈圆球形。

电子体温计使用方便，测量准确、安全、迅速。

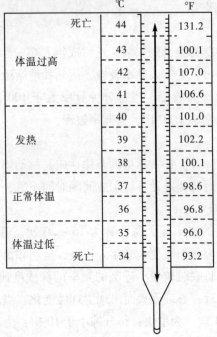

	℃		°F
死亡	44		131.2
体温过高	43		100.1
	42		107.0
	41		106.6
发热	40		101.0
	39		102.2
	38		100.1
正常体温	37		98.6
	36		96.8
体温过低	35		96.0
死亡	34		93.2

图 4-1 体温计

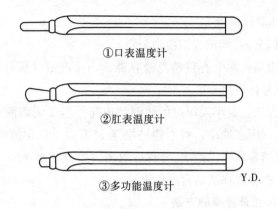

①口表温度计

②肛表温度计

③多功能温度计 Y.D.

图4-2 体温计的种类

2. 腋温测试法

（1）检查体温计，甩至35℃以下。

（2）向老年人解释后，协助擦干腋窝汗液，将体温计水银柱端置于腋窝处，紧贴皮肤，屈臂夹紧，以得到正确的测量结果（图4-3）。

（3）测量时间为10分钟。

（4）取出、擦净、读数、记录。

3. 注意事项

腋下有创伤、手术或炎症者；腋下出汗较多者；肩关节受伤或消瘦夹不紧体温计者，不宜使用腋表测量腋下体温。

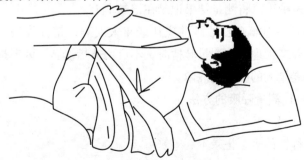

图4-3 腋下测量体温的方法

4. 体温计消毒

选用 75% 乙醇消毒液浸泡消毒。

1）用品：两个有盖消毒液容器，内带有放体温计的支架，消毒液要每日更换一次。

2）方法：老年人用过的体温计应先浸泡于消毒液中，5 分钟后取出，用水冲净，将水银柱甩至 35℃ 以下；再放入另一放有消毒液的容器中浸泡 30 分钟后取出，用冷开水冲净，用消毒纱布擦干，存放在清洁盒内备用。

（二）测量脉搏的方法

1. 脉搏测量的部位

桡动脉位于桡骨缘上、腕关节拇指侧，此处为最明显、最方便的部位。

2. 用品

有秒针的表、记录本、笔。

3. 方法

（1）老年人可采取卧位或坐位，手臂放在舒适的位置。

（2）养老护理员用食指、中指和无名指的指端按压在桡动脉上压力大小要适中，以清楚触到脉搏为宜。

（3）计数：正常脉搏数半分钟，再乘以 2，即为每分钟的脉搏。如发现异常时应数 1 分钟或重复数 1 次，以求准确，并及时告诉值班护士。将测量结果记录在记录本上。

（4）注意事项：数脉前应让老年人安静，精神放松，体位舒适。养老护理员在测量脉搏时，不可用拇指诊脉，因拇指小动脉易与老年人的脉搏相混淆。

（三）测量呼吸的方法

1. 用品

有秒针的表、记录本、笔。

2. 方法

（1）在老年人安静情况下测量，最好采用卧位。

（2）养老护理员将手放在老年人的腕部似数脉搏状，不要与老年人谈话，注意观察老年人胸部或腹部的起伏，一起一伏为一次呼吸。

（3）计数：正常呼吸数半分钟，再乘以2，即为每分钟的呼吸数。如发现异常时应数1分钟或重复数1次，以求准确。如老年人病情危重，呼吸微弱，可用少许棉花置于老年人的鼻孔前，观察棉花被吹动的次数，计时1分钟，以得到准确的测量结果。将测量的结果记录在记录本上。

第三节　液体出入量的测量及观察

液体的摄入量和排出量的测量和观察是照护工作中的一项重要的工作。

一、每日的摄入液体量

1. 水

液体中水是人体的重要物质，是人的生命细胞的主要成分，人体内含量最多的是水，占正常成人的60%～65%，60岁以上的老年人含水50%左右。健康的老年人每日至少要饮1500～2000毫升的水，夏天出汗较多可增加到2500毫升的水。

2. 消化道摄入的其他液体

每日老年人进食的米粥、菜汤中的水分、其他固体食物含水量、鼻饲进食量，也应记录在摄入量中（表4-1、表4-2）。

3. 由静脉输入或其他途径进入体内的液体量。

表 4-1　常用食物含水量表

名称	食物量（克）	含水量（毫升）
馒头	50	22
烙饼	50	20
豆沙包	50	34
糖包	50	30
水饺	50	100
米饭	100	71
粥	50	200
面条	100	70
馄饨	100	350
牛奶	250	217
豆浆	250	230
鸡蛋	100	71

表 4-2　常用水果含水量表

名称	食物量（克）	含水量（毫升）
西瓜	100	79
西红柿	100	90
萝卜	100	73
黄瓜	100	83
苹果	100	68
梨	100	71
葡萄	100	65
香蕉	100	60
桃子	100	82
橘子	100	54
柚子	100	85
广柑	100	88

二、排出量

1. 尿量

健康人尿量每日应在 1500 毫升，尿量多或少都出现问题。

2. 皮肤排汗、呼吸道呼出时蒸发的液体量

每日排出汗液和呼出时蒸发的液体量达 800～1000 毫升。老年人出汗过多或过少，均为异常表现。

3. 其他

粪便、呕吐物、痰、伤口渗出液量，各种穿刺抽出的液体量、引流量。

三、记录出入量的方法

1. 记录的方法

记录液体出入量是将老年人 24 小时内的摄入量和排出量记录在液体出入量记录单上。人体在正常情况下，每日液体的摄入量和排出量是平衡的，日间用蓝色墨水笔记录，夜间用红色墨水笔记录。

老年人一旦生病，液体的平衡就会受到影响。对患有心、肾、肺及消化道疾病的老年人详细的记录出入量是十分必要的。

2. 记录液体出入量的要求

记录老年人的出入量是一项细致的工作，记录要及时、认真、准确、详细、具体，书写的字迹要清楚，记录后要签全名。准确地记录液体出入量可以为了解病情、协助诊断、确定治疗和照护提供可靠的依据，所以，养老护理员一定要加强责任心，把这项工作做好。

第五章　老年人常见疾病的照护

第一节　老年人患病的特点

老年人由于身体各系统器官的组织结构及生理功能均随年龄的增长而衰退，且呈进行性和不可逆的变化，因此，老年人疾病的发生、发展与转归均与年轻人不同；由于老年人机体的抵抗力差，免疫功能低，对外界病原微生物防御能力弱，故老年人比年轻人更容易生病，而且生病后其临床表现也常常不同，在诊断、治疗、护理上都存在很大差异，必须认真观察和护理。

一、老年人患病常呈一人多种疾病

老年人一般都同时并患两种甚至更多的重要疾病，因而使得疾病的临床表现错综复杂，如一位老年人可以在动脉硬化的基础上患有高血压、冠心病、糖尿病、高血脂、白内障等相互关联的疾病。

由于一人患多种疾病，疾病之间的相互影响，可使病情复杂、容易加重，其临床表现又可互相掩盖，如原有慢性支气管炎和肺气肿的病人，平时就有咳嗽、咳痰、气喘，当患肺结核、肺癌时，常因症状相似而被忽视。

二、临床表现常不典型

老年人由于机体的衰老，各器官的反应性和敏感性减退，疾病的表现不典型。如老年人对疼痛的反应不敏感，自觉症状比较轻，机体的应激反应较差，发生心肌梗死时常无疼痛或疼痛不剧烈，发生急腹症时疼痛也常不明显，这些都容易发生误诊。

老年人在发生感染时常表现为低热，但有时又表现高热且无典型的热型变化，其表现常是食欲不振、意识障碍或精神的异常等症状。

由于老年人患病后症状和体征不典型，给疾病的早期诊断、正确的治疗和护理带来困难，因此，熟悉老年人的生活习惯和生活规律，善于观察老年人的异常情况，对疾病的早期诊断、正确治疗、护理是有重要的作用。

三、常病情急、进展快、并发症多

老年人心、肾、脑等各器官的功能明显减退，一旦发病或治疗不及时可使疾病很快加重，也容易发生并发症，甚至危及生命。如原患有慢性支气管炎、冠心病的老年人一旦感冒，即很容易转为肺炎，诱发心力衰竭、心律失常，甚至发生多脏器功能衰竭，而导致呼吸、循环衰竭而死亡。

四、容易发生意识障碍

由于老年人神经系统功能减退、脑动脉硬化所致脑供血不足，常使老年人患病时易发生意识障碍。如感冒、发热、低血压、心律失常等均可导致老人意识障碍，如嗜睡、意识模糊或其他精神症状。

五、病程长、疗效差、恢复慢

老年病多为慢性、进行性，很难短期彻底的治愈，如高血压、冠心病、糖尿病等，有的需要终生治疗。即便是一些普通的疾病，如感冒、胃肠炎其疗程及恢复期也比年轻人要长，因此对患病的老年人的耐心、细致的照顾是帮助老年人康复的重要保证。

六、易引发心理障碍

老年人多患慢性疾病，由于疗程长，患病又常会导致老年人自理困难，使老年人在患病期间多伴有复杂的心理因素，如担心疾病的预后、担心疾病给家庭带来困难、担心经济的负担等，产生焦虑、紧张情绪，甚至引发抑郁症。

七、用药容易发生药物不良反应

老年人肝脏功能减退，对药物分解代谢速度迟缓，肾脏对药物的排泄减少。使得药物在体内存在的时间明显延长，这就意味着用药后药物在体内容易蓄积中毒。另外老年人胃肠功能减弱，又常一人多病，服用药物种类相对较多，由于药物之间的相互作用，也增加药物不良反应的发生。

因此，老年人患病时用药要特别谨慎，严格掌握用药的剂量、种类。按医嘱正确给药，并认真观察用药后的反应。

第二节　老年人常见疾病的照护

一、患慢性支气管炎老年人的照护

慢性支气管炎是老年人常见的多发病，老年人患病后，长期反复咳嗽，天冷受寒后容易引起急性发作，老人常伴有气喘、咳痰。痰可为黏液或脓样，痰液量的多少以病情而定。病程长、症状严重者常可引起肺气肿、肺炎及其他并发症。严重的影响老人的生活质量，养老护理员要熟悉慢性支气管炎的预防和护理措施。

（一）照护措施

1. 室内环境要清洁、温暖、舒适

老年人的房间要经常打扫，使空气新鲜、洁净，每日定时开窗通风，每天通风不少于 3 次，每次不少于 30 分钟，通风时注意避免对流风，以防老人受凉。

室内温湿度要适宜，夏天和冬天应设法采取多种方法，为老年人调节室内环境温、湿度。一般老年人居室的温度，夏季以 28～30℃ 为宜，冬季以 18～22℃ 为宜，相对湿度以 50%～60% 为宜。过冷、过热、过于干燥等都会使得患病老人不舒适。

2. 注意保暖

注意老年人身体的保暖，天凉时应及时为老人增加衣服，尤其注意老人前胸、后背不能受凉，否则容易加重病情。天冷时要为老人及时添加衣服或被子，以防受凉。

3. 供给营养丰富的饮食

调整好老年人的饮食，以促进食欲获得足够的营养。营养的供给以高蛋白、高维生素的饮食为宜，食品要适合老年人的口味，少量多餐，以保证营养物质的摄取。

4. 给予充足的水分

充足的水分可以保证呼吸道黏膜的湿润，有利于痰液的排出，一般每日饮水应在 1500 毫升以上。

5. 保持呼吸道的通畅

仔细观察老年人呼吸状况与咳嗽和咳痰的情况，注意痰液的颜色、量。痰液较多而又无力咳出痰液的老年人，要警惕痰液咳出困难而发生窒息，需备好吸痰设备，必要时采用吸痰法吸出痰液。对痰液黏稠者应及时报告医生和护士，采用超声雾化吸入法以稀释痰液，有利于痰液的排出。

对卧床老年人要经常翻身叩背，促进痰液的排出。对气喘不能平卧的老年人可采取半坐卧位，使头胸部抬高，以利于呼吸。

翻身叩背促进排痰法

（1）目的：帮助老人将呼吸道的痰液排除，预防呼吸道并发症。

（2）准备：

养老护理员：着装整洁，修剪指甲，洗净擦干并温暖双手（双手无长指甲或指环）。

用物：软枕头4个（大枕2个，小枕2个）。

环境：清洁，关闭门窗，避免对流风。

（3）操作程序：

翻身侧卧：向老人解释操作目的和方法→将备好的软枕头携至老人床旁→操作者站在老人床边近侧→一手托起老人头部，一手移动枕头至床的远侧→嘱老人移动身体至床的远侧（若老人不能自理时，一手放于老人肩下，一手放于老人臀下，双手臂抬起老人协助移动）→然后一手扶持老人远侧的肩部，一手扶持老人臀部将老人身体向近侧翻转呈侧卧（使老人面向操作者）→将老人衣被整理平整→老人一手臂放枕旁，一手臂放在胸前并用一大枕头支撑→下肢的上腿膝关节下用小枕头支撑→盖好被子。

叩背排痰：掀开老人背部的棉被，暴露背部→一手扶助老人使体位稳定→一手掌呈环杯状，从下至上叩拍背部数次→操作后将老人衣服整理平整→将一大枕头放置老人背部，一小枕头置老人颈部凹陷处以支撑身体→协助老人盖好被子→整理用物与床铺→开窗通风→洗手。

（4）注意事项

1）操作前注意要先温暖双手，以免手过凉而引起老人的不适。

2）老人可取侧卧位或坐位，叩背之前要将老人的身体支撑点安置妥当。

3）叩拍背部之前操作者先将手五指并拢，微弯曲手指，使手背隆起呈环杯状再叩击老人的背部。

4）叩拍时先从老人后背部的肺底向上叩击至肩下。每次叩击的部位要与上一次的部位重叠1/3，不可遗漏。叩击一侧后再叩击另一侧，每侧叩击次数不少于3遍。

5）叩背的力度要适宜，过轻不能使痰液顺利排出，过重则会发生损伤。

6）叩背时要注意位置必须准确，不能叩在背区和脊柱处。

7）如痰液黏稠不易咳出，可选择稀释痰液的方法，如做雾化吸入、蒸气吸入等以协助咳痰。

8）叩拍背部过程中不可过度暴露老人的身体，冬季可隔老人的单衣进行扣背，以防受凉。

9）叩背的时间约10～15分钟，操作中随时观察和询问老人的感受和反应，如有不适应及时停止。

6. 保持口腔的卫生

患慢性支气管炎的老年人经常咳嗽、咳痰，应注意协助老人保持口腔卫生。指导老年人将痰液吐在纸上或痰杯中，吐出的痰液要及时清理，痰杯要消毒处理，纸上的痰液可用燃烧法进行消毒处理。吐痰后及时漱口，以清洁口腔。

7. 遵照医嘱进行抗感染、祛痰、止咳、止喘等治疗。

（二）慢性支气管炎的预防

1. 注意保暖防止受凉，因为受凉是老年人发病的主要原因。

2. 在身体健康允许的情况下，坚持锻炼身体，以增强体格与抵抗力。

3. 建议戒烟。

二、患冠心病老年人的照护

冠心病是指给心脏供血的冠状动脉管壁内发生粥样硬化，这些病变使得冠状动脉血管的管腔变窄或闭塞。从而使冠状动脉血流不能畅通或被阻断，导致心肌缺血、缺氧而引起心脏病。由于心肌血液供应不足而导致的心脏病统称为冠心病。其主要的疾病有心绞痛、心力衰竭、心肌梗死等。

冠心病是老年人的常见病，患病后老人可发生心绞痛，严重者可发生心肌梗死，威胁着老人的生命。

当心绞痛发作时，老年人常表现出面色苍白、胸骨后或心前区压榨性疼痛，并向颈部上腹部、左肩或手臂内侧放射，持续时间约几分钟或十几分钟，还会有心率增快或减慢、心律失常等表现。但有不少老年人往往疼痛的部位与性质常不典型，可仅有胸部隐痛、憋气，也有的老年人只表现上腹部疼痛、不适或胃痛。因此，如老人诉说胃痛，养老护理员应给予足够的重视。

冠心病对老年人的健康造成极大的影响，了解有关冠心病的危险因素，有利于预防冠心病，减少冠心病的发生，在对已患冠心病的老年人照顾中亦可预防病情的加重或发生并发症。

（一）患心绞痛老年人的照护措施

1. 当老年人心绞痛发作时，应首先停止所有的活动，立即坐下或躺在床上，安静卧床休息直到疼痛消失为止，切忌不顾疼痛继续活动，并立即报告护士和医生，以便在医务人员的指导下做好老人的护理。

2. 注意保暖，调节适宜的室温，避免穿堂风。

3. 发作时立即舌下含服硝酸甘油，让药物在口腔内完全溶解。有的老年人在药物含服时，因药效较强，感觉舌上有烧灼感，头部有发胀的感觉，有的老年人有头痛、面红、心悸等症状。若服药后出现以上表现，应让老人平卧或减少药量，使老人逐渐适应后，这些不良反应就会减轻。

4. 注意观察老年人的脉搏、心率、心律、血压，疼痛的性质、持续的时间及药物的疗效。如疼痛的性质发生变化或心绞痛发作频繁，应及时请医生诊治。作好去医院治疗的准备。

（二）急性期心肌梗死的老年人照护措施

急性期心肌梗死的老年人应住进医院进行治疗，在心电监护下度过危险期。但是熟悉急性期心肌梗死发病的情况和基础的护理方法，将能及时发现老年人的病情变化，使老人能得到及时、有效的急救处理。

1. 急性心肌梗死发生前的预兆

（1）心绞痛发作频繁：老年人心绞痛由原来的偶尔或间断发生，在短期内转变为频繁发作。

（2）胸痛的程度加重：心绞痛加重，且持续时间较前延长。轻微的活动甚至休息状态下，也可出现心绞痛，并伴有恶心、呕吐，经含服硝酸甘油片后，疼痛仍不能减轻或消退，应想到可能发生心肌梗死，应立即请专业医生和护士进行急救。

（3）心绞痛伴随胸憋闷同时出现，也可在稍微活动时表现心慌、气短。

（4）突然出现不明原因的呼吸困难、咳嗽、咳泡沫样痰等急性左心衰竭的症状。

（5）老年人自己感觉心慌、气急，触摸脉搏不整，且此症状反复频繁出现。

（6）有疲乏无力，精神不振、嗜睡、烦躁、头晕、恶心、呕吐或腹泻等感冒症状或胃肠道的症状。

（7）老年人常无明显的心前区疼痛，而表现为牙痛、胃部不适，左侧肩胛部酸痛等症状时也要引起注意。

2. 急性心肌梗死的急救

急性心肌梗死的病人多数发病是在家里、马路上或外出的途中，而心肌梗死死亡有50%～60%发生在发病后一小时内，因此，现场正确、有效的急救和安全的护送，是挽救急性心肌梗死老人生命的关键。

（1）绝对卧床休息：老年人突然发生心肌梗死时，应立即协助老人平卧或坐下休息，保持绝对安静，避免不必要的搬动，保持环境空气的清新。老年人卧床期间应尽量给予生活上的照顾，以减少老人不必要的活动。

（2）立即帮助老年人拿出硝酸甘油片（或速效救心丸）放于老人的舌下含服。有条件者要给予老人氧气吸入，必要时给予小剂量的镇静剂。

（3）密切观察病情的变化，注意测量脉搏、血压。同时立即向附近医疗单位或急救站发出急救呼叫信号，争取医务人员尽早到达现场急救（急救电话：120，999）。

（4）老年人如果突然呼吸、心脏停搏，应立即采取心前区猛叩击两拳，如果心跳不恢复，立即行胸外心脏按压术，同时进行口对口呼吸，以争取时间为医务人员的抢救打下基础。

（5）正确的护送，现场正确急救之后如果护送方法不当，也会使老年人病情加重，给治疗带来难度，所以对可疑心肌梗死的老年人应待病情稳定之后再送往医院，搬动时动作要轻柔，叮嘱老人自己不要用力，用语言和行为安慰老人，消除其紧张情绪。

（6）老年人宜进食清淡的流质或半流质饮食，如果汁、稀粥等。

（7）注意保证老年人有充足的睡眠和大小便的通畅。

3．心肌梗死恢复期的照护

（1）患心肌梗死的老年人无论住院还是在养老机构、家庭康复，都要按恢复期护理的原则进行护理。在卧床第 2 周可以开始活动，活动的量、时间、强度可逐渐加大。活动时注意气温的变化，并严格按康复运动计划进行活动，随时观察老年人活动后的反应，以便调整运动计划，促进老人康复。

（2）心肌梗死痊愈后，老年人应坚持在医生指导下服药，不可随意停药或换药。

（3）注意避免体力过度劳累，精神过度紧张、兴奋，或暴食暴饮，连续吸烟，大便过度用力，低气压寒冷天气等诱发因素的再出现，引发心肌梗死的再发生。因为心肌梗死本身的病因动脉粥样硬化没有消除，这些危险因素在冠状动脉狭窄的基础上，还会发生严重的痉挛，形成血栓，使血管堵塞，从而导致再次心肌梗死。

（三）冠心病的预防

1．调节饮食减轻体重

对体重超重的老年人应鼓励设法减轻体重，如少吃高糖、高胆固醇、高脂肪的食物，多吃高纤维素的食物，此类食物不仅可以预防便秘，也可减少心绞痛的发作次数和严重程度，高纤维素的食物还可以降低血液中的血脂的浓度，减轻动脉粥样硬化的发生。平时饮食应少食多餐，不饮浓茶、咖啡，少吃辛辣刺激性过强的食物，每次食量不可过饱，以减少心绞痛的诱发因素。

2．戒除烟酒

劝告老年人戒除烟酒，减少由于烟草中的有害物质对心脏造成的缺血、缺氧的作用，同时也叮嘱老人，避免与吸烟的人在一起或在充满烟雾的室内停留，从而减少冠心病的发生。

3．适当运动

根据老年人的不同情况，协助老人采取不同的运动方式，促进冠状脉的血液循环，减少冠心病的发生。

4．避免精神紧张

消除精神紧张，设法减轻老年人的心理压力，经常陪伴老人与其谈心，了解老人的心理反应，有针对性的解除老人的心理的压力，使老人能消除焦虑，以保证有充分的睡眠，减少心绞痛、心肌梗死的诱发因素。

5．随身携带急救药物和病历卡

对患有严重冠心病的老年人不宜独自外出，外出时最好有人陪同，老年人外出时要随身携带急救用的药物和病历卡，填好老人的姓名、年龄、诊断、常用药品、家庭或所住养老机构的住址、联系电话等，以便外出时心绞痛发作，在不能自救时别人可以帮助服药、送医院和通知家属，以便老人在发病时能得到及时救护。

通过健康教育指导患冠心病的老年人在寒冷的季节应减少外出，因寒冷的环境不仅容易使老年人感冒，也可使全身血管收缩、心脏血管收缩致心肌缺血。

三、患高血压老年人的照护

高血压是对老年人的健康和生命危害最严重的，也是多发的、最常见的心血管疾病之一，是一种以动脉血压升高为特征并伴有动脉、心脏、肾脏、脑等重要器官的病理改变的全身性的疾病。

高血压的病程较慢，初患高血压时多无明显自觉症状或表现为轻度头晕、头痛、头胀，仅在体检时测量血压升高。随着病情的发展自觉症状可逐渐加重，头晕眼花，头痛加重、心悸、耳鸣、失眠、四肢无力，严重时有烦躁不安、恶心、呕吐、视物模糊、四肢麻木等症状。

高血压常可导致冠心病、肾功能衰竭、脑卒中等严重并发症。这不但影响老年人的生命质量，同时也给社会带来沉重的负担，因此，了解有关高血压的知识，有利于对患高血压的老年人进行有效的照顾，预防其发生并发症。

（一）照护措施

1. 要有充足的休息

对患高血压的老年人要注意休息，每天睡眠时间不少于 7 小时，早睡早起，白天应适当的活动，但活动不可过度劳累。

2. 保持情绪的稳定

情绪的激动可导致神经、内分泌系统功能的失调，使全身小动脉痉挛，外周血管阻力增加，而致血压升高。因此，应经常与老人谈心，进行心理疏导，以解除老人的心理压力，消除不良情绪，以便维持血压的平稳。

3. 注意饮食的调节

饮食以低盐、低脂肪、低胆固醇、低热量为宜。增加蔬菜、水果等维生素含量丰富的食物及钙、钾的摄入量，以补充老年人因常用的抗高血压药物而造成的低血钾的状态。老年人还应少吃刺激性食物，如辣椒、酒类、咖啡等食品，以免发生不良反应。

4. 坚持正确的治疗

协助老年人在医生指导下合理用药。患高血压的老人应坚持每日服药，不可随意的突然自行停药或改变服用药物的剂量和时间，不要随意听信偏方而乱服药，养老护理员要熟悉老年人所服用药物的名称、作用、剂量、用法、时间、不良反应及注意事项，以便协助老人能正确的按医嘱进行治疗。如果用药后出现不良反应，应及时请医生进行处理。对痴呆或精神状态不佳的老人，要协助老人管理好药物，以免发生意外。

5. 预防低血压

服药期间因为有些降血压的药物，可引起直立性低血压的反应，尤其是老年人从坐位或从卧位起立时，动作要缓慢，夜间起床大小便时更要注意。如果老年人发生头晕、软弱无力、恶心、呕吐等症状时，应立即协助老人采取平卧位，抬高下肢或用两个枕头垫高双下肢，以增加静脉的回心血量。

6. 保持大便的通畅

排便时过于用力可导致血压升高，所以老年人应养成每日大便的习惯，保持大便的通畅，对预防并发症有重要的意义。

7. 预防脑缺血而致的昏厥

对老年人日常生活照顾中，应注意防止能减少脑部血流量的活动，避免引发脑缺血。如沐浴时水温和室温不要过高，不要长时间站立不动，服药后应避免激烈的运动等。

8. 注意观察高血压老年人的病情变化

经常测量血压，若老人突然出现头痛、头晕、恶心、呕吐、视物模糊、肢体麻木等情况，说明老人可能发生了高血压的危象，应立即送医院紧急救治。

（二）高血压的预防

1. 合理膳食。

2. 注意休息和体格锻炼。

3. 避免情绪紧张，保持心理平衡。

4. 老年人平时应注意监测血压的变化。以便及时发现高血压。

四、患脑卒中老年人的照护

脑卒中俗称脑中风，亦称脑血管意外，是一组最常见的急性脑血管循环障碍性疾病。患病后老人可因病变的性质不同，而有不同的临床表现。脑血管意外可分为缺血性和出血性两类。缺血性脑血管意外有脑梗死、短暂性脑缺血发作等；出血性脑血管意外有脑出血。

脑梗死起病缓慢，常在老年人睡眠或安静时发生。发病初期多有头痛、眩晕、一过性失语、肢体麻木、一侧肢体无力等症状，发病后可在数分钟内发展至高峰。严重时表现为头痛、恶心、呕吐、肢体偏瘫、吞咽困难、失语、视力障碍、口角歪斜，一般多无意识障碍，起病后几天内病情逐渐稳定。

脑出血多发生在老年人清醒活动时，可能有情绪激动或使劲用力等导致血压突然升高的诱发因素。发病时老人突然感觉头晕、头痛、呕吐，随即出现语音不清、跌倒、肢体瘫痪等，继而出现大小便失禁、意识模糊、嗜睡或昏迷等意识障碍的表现。有的老年人可出现持续高热，早期病人呼吸深而慢，如病情继续恶化，可有不规则呼吸，脉搏缓慢或快而弱，血压升高，病情严重者如不及时救治，病人死亡率极高。

（一）患脑梗死老年人的照护

1. 照护措施

（1）环境安静、舒适，室温要适宜。

（2）卧床休息，避免搬动。患者取平卧位，头偏向一侧，以防呕吐物吸入呼吸道。

（3）注意老年人的保暖，老人的头部禁用冰袋或冷敷，以免影响脑部的供血。

（4）饮食以营养丰富、易消化的软质为宜，对于意识不清和有吞咽困难的老年病人，应给予流质饮食。老人进食时应给予周到的照顾。

（5）保持大小便的通畅，避免因排便费力而导致颅内压升高。排便困难者可给予简易通便法，帮助其通便。

（6）做好日常生活的照顾，对肢体瘫痪者，应注意保持老年人身体的清洁、舒适，定时翻身预防压疮的发生。

（7）预防呼吸系统，肌肉、骨骼系统等并发症的发生。

2. 脑梗死病的预防

（1）积极防治高血压、高血液黏稠度、糖尿病和动脉硬化。

（2）建立合理的饮食习惯，通过饮食的调节来降低血脂，饮食以低脂、低胆固醇、低盐、高蛋白、高维生素为宜。

（3）保持适当的活动，以促进血液循环和新陈代谢。

（4）戒烟少酒：吸烟与大量饮酒均容易患脑血管疾病及脑血管意外。

（二）患脑出血老年人的照护

脑出血又称脑溢血，是指非外伤性脑内出血。脑出血是一种急性、严重的脑血管意外，其预后差，死亡率高。由于脑出血发病突然，而且紧急，必须进行及时、有效的抢救，以便挽救病人的生命，并尽可能地减少后遗症。

1. 照护措施

（1）绝对卧床休息：急性脑出血的老年人应绝对卧床休息4周以上，避免不必要的搬动，尤其在发病48小时内切忌颠簸。

（2）保持体位的舒适、安全：将老年人置平卧位，头肩部略抬高并稍向后仰，松解老人的衣服领口，昏迷的老人头要偏向一侧，不要喂水、喂药。老人如有呕吐，要及时将呕吐物清除干净，防止口内异物吸入气管，以保持呼吸道的通畅。

（3）饮食合理、安全：发病24小时内给予流质饮食，必要时可用鼻饲法，以维持营养、水和其他药物的供给。恢复期饮食宜清淡、多吃蔬菜、水果，适量食用蛋类、瘦肉等营养丰富的食物，切忌油腻、辛辣、高盐、高糖类食物。

（4）忌饮酒和吸烟。

（5）加强老年人的日常生活的照顾：急性期老年人不能自理，需要养老护理员的精心照顾。做好晨间和晚间老年人的洗漱、身体的清洁和进食的照顾。保护老年人的皮肤，防止受压和摩擦，在身体空隙处可垫海绵垫，以防骨骼突出的部位受压。病人在发病48小时内，在翻身时只能小范围轻轻移动肩部和臀部，切忌因翻身而牵动头部。

恢复期的老人仍自理困难，卧床和意识障碍的老人常有便秘、尿潴留或尿失禁的现象，因此，要做好老年人的大小便的护理，以促进老年人的舒适和预防并发症。

（6）预防肢体及肌肉的并发症：老年人在卧床期间，应注意将手、足等部位的关节置于功能位置上。肢体的关节与肌肉，应及早采用被动运动和按摩的方法，以预防并发症。每日按摩揉捏瘫痪的肌肉，做各个关节的伸展、屈曲、旋转等被动活动，并鼓励老人用自己的健侧肢体给患侧肢体做被动运动，以促进神经功能的恢复。协助老年人运动时，开始的强度不宜过大，应合理、适度、循序渐进。老年人活动时应注意安全，防止老年人发生碰伤和坠床。

（7）注意观察病情：注意观察老人的病情变化，如体温、脉搏、呼吸、血压、意识等变化，如发现异常，及时请医生或护士进行处置。

（8）对失语老年人，积极鼓励老年人进行语言训练，大胆学习说话并耐心指导发音。

2. 脑出血的预防

（1）早期发现和积极有效治疗高血压：早发现、早治疗是预防脑出血的关键，对于老年人，应经常测量血压，以便及时发现高血压，并能在医生的指导下坚持系统的治疗，以达到控制血压的上升，延缓小动脉硬化和大动脉发生粥样硬化，预防脑卒中的发生。

（2）生活有规律：注意调节生活的节奏，使生活有规律，保持情绪的稳定，适当参加锻炼，在活动中避免过度的劳累、精神紧张、情绪激动。活动时应避免突然的体位改变。

（3）饮食以清淡、低脂肪、低盐、高膳食纤维为宜。

（4）保持大便的通畅。

（5）戒除烟酒。

（6）对患有高血压的老年人，应注意观察病情，一旦发现头晕、头痛、恶心、呕吐、手足麻木无力等症状，应及时请医生诊治。

五、患糖尿病老年人的照护

糖尿病是由于胰岛素分泌绝对或相对不足，导致的血糖升高，出现糖尿，继而引起脂肪、蛋白质、水及电解质等代谢的异常。

　　患有糖尿病的老年人由于机体的老化，其症状、体征均不典型，缺乏三多一少（即烦渴多饮、多食、多尿、体重减轻）的典型表现。致使得老年人患病后不能及时发现，得到早期正确的治疗，以至于老年人在发现患有糖尿病时，已经患有多种并发症，这不但使老人身、心遭受巨大的痛苦，而且造成治疗的困难。目前我国糖尿病发病率呈逐年上升趋势，同时糖尿病的并发症已成为继癌症、心血管及脑血管疾病之后的主要死亡原因，已是老年人的主要健康问题，必须给予高度重视。

　　目前尚没有彻底治愈糖尿病的方法，但是通过适当地治疗和有效的护理，可帮助老年人控制病情的发展，更好地适应生活变化，提高生活质量。

　　（一）照护措施

　　1. 正确的饮食照护

　　糖尿病主要的治疗方法是饮食疗法，如果不能有效地实施饮食疗法，再完整、再系统的药物治疗，也不能有效地控制糖尿病。患病的老人又常常同时并存几种疾病，这给持久的饮食治疗带来困难。

　　饮食控制应严格按医嘱执行，除限制碳水化合物外，还要控制脂肪、胆固醇、盐类及其他含热量高的食物的摄入。养老护理员应了解患病老年人饮食治疗的要求，帮助老人科学的选择食品，在确定老人的食谱时应和老人商量，既尊重老人的饮食习惯、嗜好，又要严格遵守摄入热量的标准。每天饮食定量，切忌暴食暴饮。为老年人选择食物时应注意：

　　主食：多选择糙米、玉米、豆类等粗纤维食物。

　　副食：蔬菜多选择含糖量少、纤维素多的蔬菜，如白菜、豆芽菜、黄瓜、芹菜、西红柿、油菜、白萝卜等。

　　提供蛋白质类的食物，宜选择含优质蛋白多的食物，如瘦肉、奶类、鱼类、蛋类、豆制品等。

　　脂类应多用植物油制作食品，食用动物油不宜超过 1/3。限制高胆固醇的食物，如动物内脏、蛋黄及黄油等食物的摄入。

　　2．坚持适当运动

　　体力活动减少，运动不足是易患糖尿病的一种因素，因此，养老护理员应帮助老年人每天进行适当的活动，如散步、打太极拳、做保健操等，也可根据老年人自己的爱好选择活动的方式。

　　3．帮助老年人遵照医嘱正确地进行药物治疗

　　（1）熟悉老年人所用口服降糖药的种类、药名、剂量、服药的时间和药物不良反应的表现，以便观察用药后的反应和协助老人按时服药。

　　（2）对接受胰岛素治疗的老年人，一般情况应由护士进行注射，如果老年人自己有能力进行注射，养老护理员要给予老年人适当的帮助，因此，要了解胰岛素注射的方法、老人所使用的胰岛素种类、名称和用量，以便帮助老年人做到注射时间准确、选择注射部位正确、使用注射器符合要求。

　　（3）陪同老年人外出时，要随身携带老年人所需的药品和适量糖块，以防止发生低血糖意外。

　　4．协助老年人作好健康管理的记录

　　需要时协助老年人记录每天的饮食量、运动量、胰岛素用量、尿糖检查结果等，做好老年人的健康管理记录，以便给医生的诊治提供准确的资料。

　　5．预防足部并发症

　　由于老年人有进行性动脉硬化症，如果发生末梢神经障碍，很容易发生足部溃疡及坏疽。因此，应注意保持老年人足部的清洁，不留长趾甲，穿着大小合适、柔软、保暖性好的鞋，避免足部的擦伤。每天检查双足的皮肤颜色，皮肤有无破损，如发现损伤，应及时进行处理，每天用温水（不可使用烫水）洗脚，并行足部按摩，以促进血液循环。

（二）糖尿病的预防

1. 建立健康的生活方式。

2. 适当的运动。

3. 定期检查身体。

六、患便秘老年人的照护

老年人患便秘后，排便无规律，且粪便干硬、排便困难。老年人的便秘发生率较高，常给老年人造成一定的痛苦和精神负担。同时便秘可引发高血压、脑卒中、心绞痛、心肌梗死等严重的并发症，对老年人的健康和生命造成很大的威胁。应引起高度重视。

（一）照护措施

1. 调整饮食，多吃含纤维素的食物。如粗粮、蔬菜、水果及有润肠作用的蜂蜜、核桃等。同时应注意多饮水。

2. 建立规律的排便习惯，按时排便。排便时不要看书、听广播，精神要集中，不要滥服泻药或灌肠，同时应尽可能增加身体的活动，以增强肠蠕动，促进排便。

3. 对顽固性的便秘可根据医嘱给予药物治疗。

4. 必要时根据老年人的需要，使用简易通便法。如使用甘油栓、开塞露、肥皂栓等方法解除老人的便秘，或根据医嘱采用灌肠法排除粪便。

5. 对少数老年人粪便干结严重者，采用一般方法无效时，为解除老年人的痛苦，可采用人工取便法取出粪便。

（二）便秘的预防

1. 调整饮食最重要，尽量吃一些含粗纤维多的食物，如芹菜、油菜、菠菜、马铃薯及各种水果等，吞咽困难的老人可将蔬菜粉碎成糊状。

2. 注意多喝水，每天早晨喝蜂蜜水有助于预防便秘。

3. 定时排便，排便时精力要集中，不要看书报。

4. 适当活动，尽可能地增加身体活动量，如走路、做操。对卧床的老人每天早晨起床前进行腹部按摩 200 次（顺时针 100 次，逆时针 100 次）。

七、患痛风老年人的照护

老年人患痛风后由于长期高尿酸血症，导致关节炎（关节红、肿、热、痛，严重者关节活动困难）、痛风石（可自行穿破，经久不愈合，形成溃疡或瘘管），严重者发生肾脏损害（如肾结石、肾绞痛、血尿、尿路感染等）。由于痛风患者体内的嘌呤代谢紊乱，常可出现一些并发症，如高血脂、冠心病等。痛风及其并发症都对老年人的健康造成很大的痛苦和危害。养老护理员要熟悉痛风老年人护理的有关知识，以便预防痛风的急性发作，减轻老人的痛苦。

1. 饮食照护

老年人的饮食中要注意控制含嘌呤较多的食物，如瘦猪肉、牛肉、动物的内脏、海味食物、豆类以及香菇等食物要少吃。

2. 多饮水

为了促进尿酸从肾脏排泄，老年人需要大量饮水（每日饮水量不少于 2000 毫升），使每日的尿量在 2000 毫升以上，以增加尿酸的排泄。

3. 关节炎发作时要充分休息，并抬高患侧肢体。

4. 遵照医嘱按时帮助老年人服药治疗。在治疗中要注意观察老年人用药后的反应，如有恶心、呕吐、腹泻等不良反应，应及时报告医生。

八、患骨性关节病老年人的照护

骨性关节炎在老年人群中发病率较高。患老年骨性关节病时，老年人常表现在负重及活动量较大的脊柱、髋、膝及指关节的疼痛、关节肿胀肥大、关节摩擦音等，关节病变逐渐加重，导致关节活动受限，使得老人自理生活发生困难，生活质量明显下降，养老护理员应设法帮助老人减轻痛苦。

（一）照护措施

1. 保护受伤的关节

注意关节的休息，保护受伤的关节，减少关节的负重和过度的活动，如对脊柱、髋、膝、踝关节病变者，可使用拐杖辅助走路，肥胖者应注意节食减轻体重，以尽量减少病变关节的负重。

2. 减轻疼痛

患病的关节常疼痛难忍，应设法减轻疼痛，除了按医生的要求帮助老年人服用镇痛剂以外，养老护理员可按医嘱给老年人适当使用热敷的方法减轻疼痛。

3. 关节适当的活动

为避免关节的强直和肌肉的萎缩，在不损伤关节的情况下，适当的关节活动是必要的，但为了保护关节不再受伤，其活动的原则是：量力而行，适度掌握，适可而止。

（二）骨性关节病预防

1. 注意关节的活动与运动，在运动中注意关节的保护。

2. 合理膳食。

九、患肩周炎老年人的照护

老年人患肩周炎时常肩关节疼痛，活动困难，甚至使得老年人连吃饭、穿衣、梳头都发生困难，护理中应设法减轻老人的痛苦，并帮助老年人完成其自理困难之处。

（一）照护措施

1. 肩关节有剧烈疼痛时，可将肘部用布带托起，为了避免关节僵直，应尽早进行关节的主动与被动活动。配合医生作好理疗、推拿、针灸及其他药物治疗。

2. 鼓励和协助老人经常锻炼，如打太极拳、太极剑等。此类活动可使肩关节局部血液循环通畅，从而预防或减少肩周炎的发生。

3. 疼痛严重时，老人可有自理困难，应给予周到的生活照料。

（二）肩周炎的预防

加强体格锻炼，尤其是肩关节的活动对预防肩周炎的发生有重要意义

十、骨折老年人的照护

骨折是指骨骼的完整性或连续性产生断裂。随着年龄的增长，骨老化、骨质的疏松，使得老年人极易发生骨折，故骨折是老年人的常见病、多发病，也是老年人致残率较高的疾病。

老年人骨折多发生在骨质疏松部位，常见的有股骨颈骨折、脊柱压缩性骨折、桡骨骨折（科雷氏骨折）、肱骨骨折、胫骨腓骨骨折等。骨折后老人常表现有疼痛、功能障碍、不能行走和活动，使老人自理能力下降，长时间卧床又容易导致并发症，如压疮、血栓栓塞、肺部及泌尿道的感染。

（一）照护措施

1. 及时送医院，进行复位、固定治疗

老年人骨折后要注意保护伤肢，禁止随意移动，加重损伤。在医务人员进行初步处理后，立即将老人送医院治疗。在护送医院的途中注意肢体的固定，不可错位。

2. 注意观察老年人的脉搏、呼吸及面色表情，及时与老人沟通，以了解老年人的病情。

3. 老年人骨折部位经医务人员的治疗后，常带有固定性的治疗措施，如石膏绷带、夹板固定等，使老年人自理困难，养老

护理员应耐心、细致、周到做好日常生活的照料，如身体的卫生、饮食、排泄等，以促使老年人早日康复。

4. 预防卧床并发症的发生

老年人骨折后由于长时间的卧床，易导致压疮、肺炎、血栓、肌肉萎缩、关节僵直等并发症的发生，应采取相应的护理措施预防并发症。

（二）骨折的预防

1. 在日常照顾中预防骨折的发生，骨质疏松是老年人骨折的内在原因，因此，平时应积极协助老年人锻炼身体，常陪送老年人在户外活动，多晒太阳，多吃富有蛋白质与维生素的食物，如牛奶、蛋类、水果及蔬菜等，必要时补充钙片、维生素 D，以改善骨质疏松的状况。

2. 防止摔倒

（1）摔倒是老年人骨折的外在原因，因此老年人居住的地方地面要平坦，家具要简单并靠墙摆放，东西不要放在老年人经常经过的地方，以免绊倒。

（2）洗澡要坐在凳子上，老年人穿裤时不要单腿站立。

（3）上下楼梯要手扶栏杆，踩稳楼梯。

（4）床铺不宜过高，夜间上厕所必须开灯，先在床上坐一会再下地，以免猛然起床下地，发生直立性低血压，而致晕倒摔伤。

（5）老年人外出走路要小心，不要穿鞋底较滑的鞋，必要时用手杖辅助行走，下雨雪天不宜外出。

（6）若老年人有严重的心、脑血管疾病，经常晕厥或行走不便，养老护理员应搀扶老人年以防摔倒。

十一、患帕金森病老年人的照护

帕金森病（震颤麻痹）是老年人常见的一种中枢神经系统

疾病。患病的老人由于全身、头部、舌头、手脚等部位，出现自己无法控制的抖动，全身肌肉强直，动作困难，走路步态紧张、面容刻板，病情严重者卧床不起、吞咽困难，常易并发肺炎或全身衰竭而死亡等。

（一）心理支持与安慰

患震颤麻痹的老年人身心非常痛苦，养老护理员要尽力多给予老人亲切安慰，使老人保持积极的心理状态，病情轻者可鼓励参加适量的文体活动，重者鼓励其尽量下床活动，协助活动肢体与关节。

（二）做好日常生活的照料

由于患病老年人肌肉强直，动作困难，常使老年人自理困难，要做好日常生活的照顾。老年人居室桌椅、睡床应适合老年人的身材，方便老人上、下床，下床活动时要注意安全，以防意外。

轻者鼓励老年人参与集体活动，重者帮助老年人尽量下床活动，并协助其活动肢体关节，帮助进行日常生活动作的训练。如身体姿势、肢体活动、手动作、面部动作的训练等。

（三）做好饮食照顾

病情严重的老年人会有吞咽困难，注意进食、饮水时防止呛咳。可将食物打成糊状吃，吃饭的速度要慢，以免发生意外。

（四）配合医护人员做好给老年人的药物治疗

目前药物治疗仍是帕金森病的主要方法，要配合医护人员做好老年人服药的照料，如老年人服药困难，可将药片、丸磨碎后，用水调成糊状再吃，以免药丸吸入气管。老年人服药后注意药物的反应。

（五）条件允许的可协助老人泡温水浴，以缓解肌肉的张力。

十二、患老年痴呆老年人的照护

老年人患老年痴呆时，智力衰退和行为及人格发生改变，使老年人往往失去感觉、知觉和评价生活环境的能力，记忆障碍使得无法判断周围地点、方向、时间、人物及事物等，有的老年人还会表现有情感、语言、计算等多方面的障碍，使老年人失去了保持有朝气地生活的能力和维持与外界环境有效关系的能力，患老年痴呆严重影响老年人的生活质量。

（一）老年痴呆老人的照护措施

1. 尊重、理解、支持老年人

养老护理员要关心、体贴老年人，多与老年人交谈，要给予患病的老年人应有的尊重和理解。在情感上多给老人以温暖，不可歧视。鼓励老年人锻炼身体，并多参加一些社会集体的活动，多与他人交谈。照护中充分发挥他们的余力，增强自信心，如让他们自己打扫房间卫生，参与读报、洗衣、浇花、淘米、剥豆子、拔草、唱歌等活动，为老年人营造一个温馨的社会环境。同时经常对老年人的健康状态进行检查，并注意"察言观色"，随时发现老年人的异常问题，及时请医生治疗。

2. 为老年人创造一个清洁、温暖、舒适、安全的居室环境

老年人的居室要清洁、温暖，痴呆老人常自理能力下降，有的老年人不能自己完成洗澡、刷牙、梳头、穿衣等活动，要给予适当帮助，如教老人穿衣时要按顺序穿，当老人想起来如何做时，就让他自己做，刷牙时照护者先刷给老人看，而后让老人模仿着刷，总之老人能做的事，尽量让他自己做，不要嫌麻烦、费时间而代替他做，因为完全的代替会使痴呆症状加重。

3. 加强老年人日常生活的照料

如饮食、清洁卫生，衣着的冷暖等，老年人的日常生活安排要有规律，如每日按时起床、排便、洗漱、睡眠等。在进行生活的照料时应尽量鼓励老人生活自理，如病情严重不能自理者，要帮助老年人进食，做好身体的清洁、整洁的着装，使其保持良好的个人形象。

4. 注意老年人的安全

避免接触开水、电源、煤气炉及其他危险的设备和物品，老年人不宜单独外出，如必须要出门，应随身携带有姓名、年龄、住址、电话号码的卡片，以备在迷失方向时使用。

5. 饮食照护要细心

患痴呆的老年人常对饥饿的反射异常，不知饥饱，吃饱了而说没吃，相反地饥饿时又常不吃饭，因此对这类老年人的饮食不要固定一天三餐，可将一天的营养总量分为 5～6 次吃。

另外，尽可能让老年人和同伴或家人在一起吃饭，以免因他记忆障碍当别人吃饭时，又会认为自己没吃饭。对乱吃东西的老人，注意老人的身边不要放危险的物品，如金属的小钉子、纽扣、药品等，另外老年人排便后及时清理便盆，以免老人乱吃粪便。

6. 排泄的照护要耐心

有的患病老年人不能自己控制排泄，常发生大小便失禁，养老护理员要先注意观察老年人大小便失禁的原因，根据原因采取照护的方法。如是否是解裤子困难，距离卫生间太远而憋不住等。

7. 对记忆、判断障碍的老年人照护要因人而异

痴呆老人的临床表现是复杂的，其护理的方法也要因人而异。如记忆障碍是所有痴呆老年人都存在的问题，对老人记不清的事要耐心的告诉他，经常给予提醒。对有幻、错觉的老人应多陪伴，尽量排除能给老人造成刺激的一些因素，以免引起老人的恐惧、紧张等。对人格异常、容易情绪激动的老人照护更要耐心、细致。

（二）老年痴呆病的预防

1. 积极预防高血压、冠心病、脑血管疾病。

2. 合理膳食。

3. 注意运动。

4. 避免生活环境的突然变化。减少老人的孤独。

5. 健康老年人可适当参加力所能及的活动，如在工作中多动手、动脑均有利于脑功能的锻炼。

第六章　老年人患病常用治疗的照护

第一节　给药

药物是预防、诊断及治疗疾病的重要物质，由于药物是各种化学物质及生物的制品，所以人体在使用各种药物后的反应各不相同。为了保证合理、安全的用药，促进患病老年人的健康，养老护理员必须了解常用药物的有关知识，如药物的用法、毒性反应等，以便协助老年人正确的用药，充分的发挥药物的疗效，避免不良反应，以达防治疾病的目的。

一、药物的种类及剂型

（一）内服药

片、丸、胶囊、散剂、滴剂、溶液等。

（二）外用药

溶液、洗剂、搽剂、粉剂、软膏、滴剂、栓剂、酊剂等。

（三）注射药

溶液、油剂、结晶剂、粉剂、混悬剂等。

（四）其他

粘贴敷剂、胰岛素泵、含化片等。

二、药物的作用

（一）预防疾病

药物作用于人体后，调节机体的免疫功能，以达到提高机体对某种疾病的抵抗力，从而预防疾病。如麻疹疫苗、脊髓灰质炎疫苗、卡介苗等。

（二）诊断疾病

某些疾病在诊断中，常需要某种药物协助检查，以协助诊断。如肾造影、胆囊造影用药等。

（三）治疗疾病

药物有杀灭病原微生物，调节机体各方面的功能等作用，从而达到治疗疾病的作用。如各类抗生素、抗高血压药、抗心律失常药等。

（四）补充身体所需的物质

对因缺乏某种物质所引起的疾病，可通过补充这些物质而达到治疗的作用。如维生素 D、钙剂、铁剂等。

三、给药的途径

根据药物的性质和治疗的目的不同，给药的途径不同。常用的给药途径有口服、吸入、注射（皮内、皮下、肌内、静脉及穴位等）、直肠给药、外敷、舌下含化以及体腔直接给药等。不同的给药途径发挥着不同的治疗作用。

四、老年人口服给药的照护

口服给药是最常用、最方便又较安全的给药的方法。老年人常患多种疾病，也多彩用口服给药的方法治疗疾病，养老护理员要熟悉口服给药的基本知识，以便协助老年人能安全地进行口服给药的治疗。

（一）药物储存保管的原则

1. 老年人居室内储存的药物数量不可过多，以免失效和变质。

2. 药物应放置在无阳光照射，干燥、阴凉、清洁处，且老年人容易拿取的地方。

3. 药瓶或药盒、药袋上的标签字迹要清楚，并注明有效期限。

4. 容易挥发、潮解或风化的药物应装入瓶内并盖紧。如复方干草片、阿司匹林、酵母片、酒精等。

5. 容易氧化或遇光变质的药物，应放在有色的密盖瓶内，或用黑纸遮盖，如维生素 C、氨茶碱等。

6. 对遇热容易变质的药物应存放于冰箱内，如胰岛素、眼药水等。

7. 药物应分类保存，内服药与外用药分开，以免因老年人视力不好而拿错、误服而发生危险。放置药物的地方应固定，不可随意存放。

（二）老年人服药时的照护

1. 仔细核对医嘱和检查药物

协助老年人服药前仔细核对医生的要求和药物，如药物的名称、剂量，服药的时间，药物质量和有效期。对标签不清楚、药物有变色、发霉、粘连、变质、松散、有异味或水剂出现絮状物、沉淀、挥发变浓及超过有效期的药物都不可给老年人服用。（有效期一般注明在标签上，如标签上注明有效期为"2014902"，则表明该药可用到 2014 年 9 月 2 日为止）。

2. 取药的方法要正确

协助老年人取药时，先洗净双手，协助老年人按医嘱的要求，取出所需服用的剂量，每天可将老年人一天的药量取出，分别放在标好服药时间的几个药杯或小瓶内，以防忘记服用或误服。

取药时将片剂、丸剂药放入药杯内；水剂取用时先将药水摇匀，一手拿药瓶，瓶签向上，拇指置于药瓶的所需刻度上（药瓶刻度与眼视线平）将药液倒入另一只药杯内；取油剂或滴剂时，先在药杯内（小勺）倒入少量温开水，再用手斜持滴管将药液滴入药杯内。

3. 服药的剂量要准确

药物的剂量与疗效和毒性有着密切的关系，因此，要协助老年人按照医嘱，正确的服用药物的剂量，不可随意按照老年人自己的意愿，增加或减少药物剂量，如果老人认为药效不明显或者已经好转，应由医生决定减少、增加或停用药物，另外也不可因为忘记服药，而将几次药量一次服进，以免发生因药物过量而导致的毒性反应。

4. 服药体位要正确

协助老年人取正确的服药姿势，一般情况下服药的姿势应采取站立位、坐位或半卧位。对卧床的老年人应尽可能的扶助老人坐起或半卧位，对不能坐起的老年人应将老人的头胸部用软枕垫高后再服药。因为平卧位服药容易发生误咽呛咳，并使药物进入胃内的速度减慢，影响药物的吸收。为了使药物能尽快进入胃内，不发生反流误咽，在老人服药后 10～15 分钟再恢复原卧位。

5. 服药要按时

由于各种药物的吸收和排泄速度不同，为了维持药物在体内有效的血浓度，使其发挥出最大的药物疗效，减少药物的不良反应的发生，必须要按时服药。为了获得最好的药效，应协助老人根据药物的特性，采取不同的服药时间。如对促进食欲和胃功能的药，胃蛋白酶合剂、甲氧氯普胺（胃复安）、吗丁啉等，应在饭前 30 分钟服；对胃有刺激的药应在饭后服用，如阿司匹林等；对消炎的抗生素类应定时服用，如每日 3 次，则应在早 7 时，下午 3 时，晚 9 时服用较好，以维持有效的血药浓度。

6. 服药中要多饮水

药物都要溶于水才易于吸收产生药效，服药前先饮一口水以湿润口腔后再服药，服药中和服药后还需多喝水，一般喝水量不要少于 100 毫升，以防因喝水量过少或干吞药片，而造成食管、胃黏膜的损伤。服用磺胺药和退热药更要注意多喝水，服止咳糖浆时可不喝水。

服药应用温开水，不可用茶水、可乐、咖啡或酒类服药。

7. 对一些特殊药服用时要注意方法，如酸类及铁剂要用吸管服，服药后要漱口，以免这些药损伤牙齿；服用强心苷类药前要先测量脉搏，脉搏一分钟低于 60 次或节律不整，不可服用，还应及时报告医生或护士。

如果老年人服用的药片、药丸较大，使其难以下咽时，可将药片研成细末后加水调成糊状服用，不可将大药片掰成两半吃，以防掰后锋利的药片损伤食管，尤其是对有肝硬化食管静脉曲张的老人，更要注意，另外也不可将粉状药直接倒入口腔，用水冲服。

8. 对一些与食物有关的药，要按医嘱要求执行。如服用泼尼松类药应进低盐饮食等。

9. 注意观察药物反应，在治疗的过程中要随时观察，老年人用药后的效果和有无不良反应，如皮疹等，发现不良反应及时报告医护人员。

（三）服药照护中的注意事项

1. 帮助老年人口服药物时查对医嘱要认真，检查药物质量要仔细。

2. 协助老年人服药时，应为老人准备好温水，待老人服下药后再离开，以保服药的安全，尤其是对患痴呆的老人更要注意服药的安全。

3. 如果老人需要同时服用几种水剂药时，在更换药水品种时，应洗净量杯。倒毕药水后应将瓶口用清洁的湿布擦净，放回原处。

4. 对自理困难的老年人应协助喂服，对鼻饲的老年人须将药研细，用水溶解后从胃管灌入。灌药前、后均应灌入适量温开水。

5. 老年人服药后随时注意观察服药的效果和不良反应。

6. 当老年人有疑问时，应虚心听取，及时向医务人员反映老人的意见。

五、老年人服错药的紧急处理

1. 养老护理员要保持镇静，不要慌乱，安慰老人不要紧张、恐惧。报告医护人员。

2. 立即查清楚服错的是什么药，并采取相应的措施。

（1）误服解热镇痛药、维生素、助消化药，只需观察，不必采取措施。

（2）误服外用药、剧毒药、农药、毒鼠药就要立即采取急救措施。要尽快实施催吐，将药物吐出，可用筷子、勺把刺激老人的咽喉部促使其呕吐，以减少毒物的吸收，并将老人送医院抢救。

（3）误服过量的安眠药，要保持呼吸道的通畅，同时采用催吐法，并尽早将老人送医院治疗。

（4）误服碘酒，应迅速给老人服用一些浓米汤、面汤，同时用催吐法促进毒物的排出。

六、中药的煎煮与服用方法

（一）煎煮中药的容器
煎煮中药应采用砂锅、搪瓷锅，不可使用铁锅、铝锅。

（二）煎煮中药时加水量
每次煎药前先将药物用清水浸泡30分钟左右再煎煮。

第一煎：加水量应超过药物表面约一寸（3厘米左右）为宜。

第二煎：水量酌减，滋补性中药应酌情多加水。

（三）煎药的时间

第一煎：药煮沸后煎 20 分钟。

第二煎：药煮沸后煎 15 分钟。药品质地坚实者可酌情多煎 5～10 分钟；清热、发表的药煎药的时间要稍短些。

（四）煎药火候的掌握

一般中药在未煮沸时用急火（大火），煮沸后用文火（小火），煮的过程中需要经常搅拌。

（五）煎药的次数和量

1. 一般每付中药需煎两次，每次煎约 150 毫升（一茶杯），将两次煎的药量混合在一起共 300 毫升，分成两份，早、晚各服一次。

2. 滋补药可煎 3 次，将 3 次煎的药量混合在一起分成两份，早、晚各服一次。

3. 如果老年人服药困难，可将煎好的药汁，再做适当的浓缩，以便服用。

七、膏药的使用方法

1. 使用膏药前需先将患处或穴位处的皮肤用热毛巾或鲜姜片擦净。

2. 将膏药在暖气、热水瓶或火炉上烤一下，使其变软，再揭开贴于患处。贴后要注意观察，如果发现局部疼痛、瘙痒或有红肿、起泡等现象，应取下停用。

第二节　老年人使用冷热治疗的照护

冷与热对人体是一种温度刺激，无论是用于局部还是全身，都会使皮肤或内脏器官的血管收缩或扩张，改变身体各系统的循环和新陈代谢，使人感觉舒适并起到治疗的作用。但若使用不当，容易导致烫伤或冻伤。老年人使用热疗的机会较多，养老护理员在照护中要特别注意安全，以免发生身体的损伤。

一、热疗的使用

（一）热疗的作用

热可以促进浅表组织的消散和局限；减轻深部组织的充血；缓解疼痛和保暖。

（二）使用热疗的禁忌

1. 老年人患急腹症，没有确定诊断前不可使用热敷的方法止痛，以免症状缓解，影响诊断。

2. 面部口、鼻及其周围组织的感染，牙齿或耳朵的炎症，不可使用热敷的方法消除炎症。

3. 软组织的损伤或局部扭伤后初期（24～48小时内），不可使用热疗，以免加重皮下出血、肿胀和疼痛。

4. 身体有持续出血或患有出血性疾病禁用热疗。

（三）老年人常用热疗的方法

老年人常用热疗的方法有干热法和湿热法。常用的干热法如热水袋、红外线等。湿热法有热湿敷、热水坐浴、局部热浸泡等。

1. 热水袋使用法

热水袋是老年人常用的干热疗法，常用于保暖，促进血液循环，松弛肌肉组织、解除痉挛和减轻疼痛。使用方法：

准备用品：热水袋与布套（或干毛巾），50℃左右的热水，水温计等。

操作方法：

（1）使用前检查热水袋有无漏水。

（2）测量热水温度，以50℃左右为宜（可用水温计测量或用手腕内侧试温度，以感觉较烫但可承受为宜）。

（3）取下热水袋的口塞，一手持热水袋口边缘，一手将热水灌入袋内约2/3满，再放平热水袋，排尽袋内的空气，拧紧口塞，擦干热水袋外的水渍。

（4）再倒提热水袋并轻轻挤压，检查有无漏水。确认无漏水后，装入布套内或用干毛巾包裹。

（5）将热水袋放于老人所需的部位（热水袋的袋口朝向老人身体的外侧，以防烫伤）。

注意事项：

（1）使用热水袋时不可直接贴敷在身体皮肤上，尤其是对意识障碍和身体有麻痹的老年人。热水袋应放置在离身体约10厘米处或两层毛毯之间，间接用热，以免因距离过近而导致烫伤。

（2）使用中要经常检查热水袋的温度及放置的位置是否妥当，以便及时调整。倘若热水袋用于保暖，需长期使用时，应每4小时左右更换热水，以保持一定的温度。由于每个人对热的反应有着差异，所以调整时间、水温可与老人沟通，根据老年人的具体需要更换热水。

（3）经常观察老人局部皮肤的颜色，如发现皮肤潮红，应停止使用，可在皮肤上涂抹凡士林油膏以保护皮肤。对昏迷、瘫痪的老年人要特别注意用热水袋的安全，防止烫伤。

（4）使用后将水倒净，倒挂晾干后，向袋内吹入气体后旋紧口塞，存放于阴凉、干燥处。

2. 简易干热法的使用

（1）炒米、炒盐、炒沙、炒糠、炒石头热敷法：将米、盐、沙、糠、石头等用锅炒热后装入布袋内，放置于老人所需要热敷的部位。

（2）铝或铜制的汤壶、耐热的玻璃瓶内装入热水，外面用布套或毛巾包裹，放置于老人所需要热敷的部位进行热敷。

3. 电热毯的使用

电热毯是老年人常用的保暖用品，其温度可设定为低温、中温和高温，为老年人使用时一般采用低温为宜，避免用高温或直接放于老人身下，而导致烫伤。电热毯一般应在老人睡前使用，睡时关闭。使用时要用布套包裹，不可与皮肤直接接触。另外使用和保管时，要避免锐利物刺破电热毯，严格按照电热毯安全使用方法进行操作。

4. 热水坐浴法

热水坐浴是一种常用的湿热疗法，对痔疮、肛裂等疾病有良好的治疗作用，通过热水坐浴可消除会阴及肛门部位的炎症，减轻疼痛，并使老人感觉舒适。

准备环境：根据条件可选择在浴室、卫生间或老人的房间，调节好室温，关闭门窗。

准备用物：消毒的坐浴盆放在坐浴椅上，温开水或药液（温度约 38~40℃），水温计、毛巾、纱布、热水瓶等。

操作方法：

（1）养老护理员洗净并温暖双手后，核对医嘱，根据医嘱准备物品，并向老年人解释操作的目的和方法，征得老人同意方可进行操作。

（2）叮嘱老人先排空大小便，洗净双手，准备坐浴。

（3）将温水（或温热的药液）倒入坐浴盆约 1/2 满，测量水温。

（4）扶助老人进入卫生间，帮助老人脱下裤子至膝盖处，暴露臀部，先用纱布蘸拭热水在老人皮肤上测试水温，待臀部皮肤适应水温后，再搀扶老人稳妥地坐在坐浴盆内，使会阴部浸泡于水中，老人双手放于身旁扶手上（或其他扶托物上），老人开始坐浴。

（5）观察老人的反应，根据老人耐受的程度可随时调节水温。坐浴时间一般为15～20分钟。

（6）坐浴完毕，搀扶老人站起，用干毛巾擦干臀部（如老人会阴部有伤口请护士按换药法更换伤口敷料），协助老人穿好裤子，扶助老人回床休息，整理、清洗用品，消毒坐浴盆，洗手，记录。

注意事项：

（1）老年人坐浴时，要随时注意观察其有无心慌、脉搏加快、脸色苍白、头晕等不适情况，如有不适应立即停止坐浴，扶老人回床休息，并报告医护人员。

（2）注意安全，因热水有镇静、催眠作用，要防止老年人睡着跌倒，因此老人坐浴中养老护理员要注意观察，需要时应在旁陪伴。

（3）当女性老人患有阴道出血、盆腔器官急性疾病时，不宜坐浴，以免加重病情。

（4）冬季应注意室温的调节和老人的保暖，避免老人受凉。

（5）老年人坐浴后应及时记录：坐浴的时间、溶液及老人的反应。

5．局部热浸泡法

常用于老年人局部伤口的清洁和消毒，以达到消炎、止痛的作用。另外足部热水浸泡可使老人感觉舒适，促进循环，有利于睡眠。

准备环境：关闭门窗，调节室温。

准备用物：浸泡盆、温水或药液（温度40～45℃左右）、水温计、毛巾、热水瓶等。

操作方法：核对医嘱后向老人解释，征得同意，将温水倒入盆内，测试温度后，协助老人将肢体浸泡入盆内，浸泡的时间一般需15～20分钟，浸泡毕擦干肢体，扶老人回床休息，其舒适体位。

注意事项：

（1）浸泡过程中如需要添加热水，应先将老人肢体移出盆外，以免烫伤。

（2）浸泡有伤口的肢体时，使用的浸泡盆和溶液应消毒。

二、冷疗的使用

冷疗是指皮肤接触温度较低的物质，使组织的温度降低，而起到治疗的作用。

（一）冷疗的作用

冷疗可使血管收缩，而减轻局部的充血、出血和水肿，常用于局部软组织的损伤的早期；减轻炎症的扩散和反应，常用于炎症早期，以控制炎症的扩散；缓解疼痛，如治疗牙痛和烫伤的疼痛；降低体温等作用。

（二）使用冷疗的禁忌

1. 大片组织受损，局部血液循环不良，皮肤颜色青紫时不宜用冷，以免加重病情。

2. 慢性炎症、深部有化脓性病灶，以及伤口长久愈合不良者。

3. 以下部位禁忌用冷疗：枕后、耳部、阴囊、前胸部、腹部、足底部。

（三）老年人常用冷疗的方法

冷疗的方式分为局部冷疗和全身冷疗。局部冷疗有冰袋、冰囊、化学制冷袋，其中冰袋、冰囊应用广泛；全身冷疗有温水擦浴等。

1. 冰袋、冰囊的使用

冰袋、冰囊常用于降温、局部止血、止痛，如牙痛、软组织损伤早期，防止局部肿胀，减少出血，止痛等。

准备用品：冰袋或冰囊，布套、冰块、盆、毛巾等。

操作方法：

（1）向老年人解释后准备用品。

（2）检查冰袋或冰囊有无破损。将冰块放入盆内，加入冷水，用冷水冲去棱角。

（3）将冰块放入冰袋内约 1/2 ~ 2/3 满，再加少量冷水，将冰袋放平排尽气体后，加紧冰袋口，擦干袋外的水渍。

（4）倒提冰袋检查有无漏水，确认无漏水后装入布套内，放置于老人所需冷敷的部位。

（5）冷敷的时间为 20 ~ 30 分钟。

注意事项：

（1）每个人对冷刺激的反应不同，因此，使用中要注意观察老年人的反应，和冷疗部位的血液循环情况，如老人有不适或皮肤出现青紫、苍白或有麻木感等情况，应立即停止使用。

（2）使用中若冰块融化，应及时加入冰块。

（3）若为高热老人降温时，可将冰袋放置于老人的前额部、头顶或体表大血管处，如颈部、腋下、腹股沟等处；如用冰袋或冰囊止血、止痛时应放于受伤处。

（4）冷敷的时间不得超过 30 分钟，以免发生冻疮。

（5）若为老年人降温时，应在冰袋使用后 30 分钟为老人监测体温，并做好记录，当体温降至 39℃ 以下时，即可取下冰袋。

（6）冰袋使用后，倒出水，倒挂晾干，吹气后存放于干燥处。

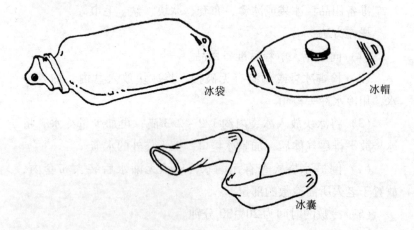

冰袋　　冰帽

冰囊

图 6-1　冰袋、冰帽及冰囊

2. 冷水袋的使用

冷水袋是简单、易行的冷疗方法，可用于降温、止血、止痛。

使用时将冷水灌入完好的冷水袋内（冰袋、冰囊），排尽空气，盖紧袋口，擦干水渍后，放置于老人所需冷敷的部位。

注意事项：保持冷水的温度，及时更换冷水，以达冷疗的作用。使用时间 20 ~ 30 分钟。

3. 化学制冷袋的使用

化学制冷袋内装有凝胶，平时放于冰箱内冷冻层，使用时将其拿出，擦干水渍，装入布套内，即可使用，使用方法及注意事项同冰袋。化学制冷袋可反复使用。使用时间为 15 ~ 20 分钟。

4. 冷湿敷法

冷湿敷多用于牙痛、鼻出血、局部扭伤及降温。

准备用物：冰水或冷水、毛巾、盆。

操作方法：向老人解释后，将毛巾浸于冰水或冷水中，再拿出拧至半干（以不滴水为度），敷于局部，5 分钟更换一次，持续冷敷 20~30 分钟。

注意事项：

（1）冷敷的毛巾应及时更换，以保持低温。

（2）湿敷的毛巾不可过湿，以免打湿老人的衣服或导致老人不适。

第七章　老年人感染的预防

第一节　清洁与消毒

在自然界中有各种各样的生物，其中一部分是肉眼看不见的小生物，称为微生物。微生物的特点是个体微小，结构简单、种类繁多、分布广泛。多种微生物广泛地存在于自然界环境中，包括土壤、水、空气、动植物有机体内等。因此，微生物与人类关系甚为密切。绝大部分微生物对人类有益，而且是必需的，但有一少部分微生物是有害的，可引起人类和动植物疾病，可引起疾病的微生物，称为病原微生物或致病微生物。病原微生物包括细菌、病毒、螺旋体、立克次体、衣原体、支原体、真菌、放线菌等。

微生物不但广泛的存在与环境之中，同时也存在与人体的体表以及与外界相通的腔道中，如口腔、鼻咽腔、胃肠道、泌尿生殖道的黏膜和眼结膜，都存在着多种微生物，有些只作暂时停留，而有些则是长期寄居，这些微生物是身体上自然防御系统的一部分，称为人体的正常菌群。

正常菌群在一般情况下，是不会引起疾病的，对人体还具有重要的生理作用，如合成维生素、帮助消化，抑制病原微生物的生长和增强人体的防御功能。但当人的机体抵抗力下降时，病原微生物数量增多时、病原微生物毒力强时，或某些微生物不在原来寄居的部位，而误入其他系统器官中，就会引发疾病。如人的肠道存在有大肠杆菌，所以，人的粪便中带有大肠杆菌，这属于正常菌群，但是倘若大肠杆菌由于某种原因而进入膀胱或其他部位，就会导致大肠杆菌的感染性疾病，如膀胱炎、肺炎等。给人的健康带来极大的危害。

老年人由于机体的老化，抵抗力下降，不但外界环境中的病原微生物，容易引发老年人的感染性疾病，人体内正常菌群也常会导致老年人的感染，严重者会威胁老年人的生命，所以，在养老机构中对老年人感染的预防是至关重要的。

一、养老机构院内感染

（一）概念

养老机构院内感染是指入住机构的老年人在养老机构内入住期间，或家属、工作人员在养老机构院内发生的感染，并出现症状者；在院内获得，出院后出现临床症状的感染称之为院内感染。

（二）院内感染的分类

1. 内源性感染

也称为自身感染或不可预防性感染，引起此类感染的微生物来自病人自己体内或体表的正常菌群或致病菌。

2. 外源性感染

亦称为交叉感染或可预防性感染，通常是指引发感染的病原体来自体外环境中，如其他病原携带者，包括家属、工作人员，以及污染的各种物品、器械、空气等。

二、养老机构易发生感染的因素

1. 感染链的存在：感染源——传播途径——易感老年人。

2. 老年人的各组织、器官功能减弱，机体免疫功能低下，防御功能低，有些老年人由于长期卧床，容易发生组织损伤，当外界病原微生物入侵时容易发生感染，如压疮感染、呼吸道感染等。

3．养老机构的设施增加了老年人的易感性。如集体管理，老年人集中居住、进食、娱乐。清洁、消毒设备不健全，使用过的物品清洁、消毒不严，使病原微生物可通过直接或间接的接触而感染、传播。

4．照护人员的知识缺乏，操作技能不规范或操作的失误而引发老年人的感染。

5．预防感染的规章制度不健全，执行不力而导致的感染。

三、养老机构院内感染的预防方法

（一）清洁

1．清洁概念

清洁是指用清水、肥皂水或洗涤剂洗去物品表面的污垢和微生物。其目的是去除和减少微生物的数量，但不能杀灭微生物。

2．清洁的方法

（1）清洗：用清水、肥皂水或洗涤剂等清洗手及身体各部、各种物品上的污渍。如洗手、洗脸、刷牙、洗衣服、洗碗等。

（2）刷洗：用刷子和清水、肥皂水或洗涤剂刷洗物品，以除去物品表面的污渍，如刷手、刷物品等。

（3）清扫：用半湿的清扫工具打扫灰尘，使其清洁。如用湿式扫帚扫地，用湿抹布擦拭各种家具，用湿布床刷套清扫床铺，用湿墩布擦拭地面等，均可达到清洁的目的。

（4）通风：老年人的房间经常开窗通风，可达到净化室内空气的作用。通风可减少室内空气中细菌的数量；增加室内空气中氧气的含量；减少二氧化碳的含量；去除室内的异味，使空气新鲜；另外通风可调节室内的温、湿度，使人感到舒适，并有利于预防呼吸道感染性疾病。

3．清洁时注意事项

（1）清扫时应避免灰尘的污染，用湿式清洁的方法。床铺的清扫要做到一人一巾，抹布要一桌一块，用后消毒。老年人出院、转出或死亡后，床单位要认真清洁、消毒。

（2）为老年人清洁身体时，要注意保护老人的舒适与安全，以防老人受凉而诱发感染。

（3）通风时注意老年人的保暖，避免穿堂风。

（4）刷洗物品时要注意避免喷溅，以减少对环境的污染。同时也要注意保护自己的身体、衣服不被污染。

（5）清洗物品前先观察了解物品污染的程度，再按其污染的轻重程度对物品进行清洗。清洗时注意不同物品上，容易积聚污垢的地方，如衣服的衣领、袖口，皮肤的关节、皱褶处，床铺的皱褶处，器械的轴节等，应仔细清洗。

（6）居室、配餐室、厕所等不同区域，要分别设置专用的清洁的工具，并有明确标记，分开清洗、消毒后悬挂晾干备用。

（二）消毒

1. 消毒的概念

消毒是指用物理或化学的方法将物品上的微生物（包括细菌繁殖体、病毒等）的数量减少到不能引发疾病的程度。如用煮沸的方法将饭碗、勺子进行消毒，以杀灭饭碗、勺子上的病原微生物，使其不会引发疾病。

2. 消毒的目的

（1）保护老年人和工作人员，避免受到疾病的感染，预防疾病的发生和传播。

（2）增强养老机构内各类人员的健康。

3. 常用的消毒方法

（1）日光暴晒：是将需要消毒的物品放在阳光下暴晒 6～8小时，可达到消毒的目的。日光暴晒是利用干热和日光中的紫外线照射起到消毒的作用。

适合用日光暴晒消毒的物品有：床垫、床褥、棉被、枕头、毛毯、衣服、床单、被套等。

日光暴晒应注意：必须将物品直接放在阳光下暴晒，不可遮挡，被晒得物品应经常翻动，一般每隔 2 小时翻动一次，使其物品各面都能直接与日光接触。

（2）煮沸消毒：是将不怕潮湿、且耐高温的物品放入煮锅中加水煮沸 5～15 分钟，可达到消毒的目的。煮沸消毒是利用高温、湿热起到杀灭细菌的作用。

适合煮沸法消毒的物品有：搪瓷类、金属类、玻璃类、布类、橡胶类及耐高温的塑料类的物品，如餐具、茶具、乳胶手套、便器、毛巾等。

煮沸消毒应注意：

1）煮沸前须将要消毒的物品刷洗干净，去掉油渍、污渍、脓血等，以保证消毒效果。

2）煮沸时必须将物品完全浸没于水中；带盖的物品，要将盖子打开如饭盒；有轴节的物品，要打开轴节使其内面与水能接触，如镊子、钳子、剪刀等；较轻的物品不要漂浮在水面，要将其压在水下，如乳胶手套；有管道类物品要将水灌入管道内，如胃管等。玻璃类物品应用纱布包好，冷水时放入；橡胶类物品要用布包好后，待水沸后再放入煮沸；大小相同的容器（碗、盘等）不可重叠在一起，应分开放置，以使物品的内面与水充分接触，增强消毒效果。

3）消毒的时间，应在水沸后开始计时 5～15 分钟。在煮沸过程中，一般不可再加入其他物品，若急需要加入其他物品消毒，则应在第二次加入物品后，待再次水沸后再重新计时。

4）煮锅的水宜使用软水，或用煮开过的水进行消毒，以免水垢覆盖在物品的表面。在煮沸过程中，要注意保持消毒锅盖关闭的严密。

5）消毒后的物品应立即拿出，放入适当的容器中。如消毒后的餐具应及时取出，放在清洁的碗柜内。

（3）蒸汽消毒法：是将不怕潮湿、且耐高温的物品，放入蒸笼上蒸 15～30 分钟，达到杀灭细菌的目的。蒸汽消毒是利用高温、湿热起到杀灭细菌的作用。蒸汽消毒方法简单、有效、易操作。

适合蒸汽法消毒的物品有：餐具、食品等。

蒸汽消毒应注意：使用前将需要消毒的物品清洗干净，再放入蒸笼内。消毒的时间以水沸产生蒸汽后，再开始计时，一般的蒸 15～30 分钟即可达消毒目的。

（4）紫外线消毒法：是利用紫外线杀菌灯进行消毒。紫外线杀菌灯多用于空气、物品的表面的消毒。

用于空气消毒其有效距离为 2 米以内，照射时间为 30～60 分钟；消毒物品时（桌面、床面、墙壁等），有效距离为 25～60 厘米，照射时间 20～30 分钟。

紫外线杀菌灯消毒应注意：被消毒的物品要清洁，必须放在紫外线杀菌灯下直接照射，不得遮挡，并要经常翻动；消毒时间应从灯亮后 5～7 分钟开始计时；每次使用完杀菌灯要记录使用时间，杀菌灯连续使用时间不得超过 1000 小时；杀菌灯管应经常擦拭，确保灯管清洁无尘；在消毒时若老年人不能离开现场，应注意其皮肤和眼睛的保护。

（5）微波炉消毒法：微波炉是利用微波进行消毒。其所需消毒时间短、杀菌作用强。可用于食品、食具的消毒。

微波消毒应注意：

①不能将有磁性的物品放入微波炉内或靠近微波炉，以免干扰微波的作用。

②微波炉内无物品时，不可空转。

③盛放消毒物品的容器，不能带有金属材料，以免在通电后

金属制品反射微波，干扰微波炉正常工作，造成损坏。

④消毒食品时其食品的大小、厚度要均匀。

⑤微波炉应保持清洁，每次使用后及时擦洗干净，以免产生异味。

（6）常用化学消毒法

1）常用方法

擦拭法：

是用布或刷蘸取化学消毒剂，擦拭被污染的物品，达到消毒的目的。此法常用于对老年人的床、桌、椅、浴盆、墙壁等物的消毒。

使用时要注意：选择不损伤皮肤，对人体无害的消毒剂，且浓度要符合要求。

浸泡法：

是将需要消毒的物品洗净、擦干后浸泡在消毒液中，以达到杀灭物品上的病原微生物的目的。此法适用于耐潮湿的物品，如体温计、便器等。也可用于医疗废弃物的无害化处理。

使用时应注意：消毒剂配置的浓度要符合要求；浸泡的物品要洗净、擦干，并完全浸没在消毒液中；有管腔的物品要将消毒液注入腔内；使用有挥发性的消毒剂要加盖，如碘酒、乙醇等；有轴节的物品，要将轴节打开，如剪刀、钳子等；日常生活用品浸泡后，要用清水冲洗净，如餐具等。浸泡消毒后要记录消毒时间。

喷雾法：

是使用喷雾器将化学消毒液均匀的喷在物品表面、空气中。用于空气、墙壁及物品表面的消毒。

熏蒸法：

是利用化学消毒剂或将消毒剂加热后产生的气体进行消毒的方法。用于对室内空气、票证、精密仪器的消毒。

使用时要注意：消毒的空间要密闭，消毒后要充分通风。

2）使用化学消毒法注意事项：

①使用前要仔细查看药物使用说明，有效期限等。严格按照说明书的使用方法进行操作、配制浓度、计算消毒时间。

②准备消毒容器的大小要合适，使浸泡消毒的物品能完全浸没于消毒液中。

③配制好的低浓度消毒液，应加盖并注明配置时间。

④消毒剂应避光、加盖、密闭保存。

⑤要定时监测消毒剂的浓度。

3）常用化学消毒剂使用注意点

2.5%碘酊（碘酒）：

常用于皮肤的消毒。

使用碘酊注意：要存放于密闭的瓶中；使用碘酊消毒皮肤后要用75%乙醇脱碘，以减少对皮肤的刺激；对碘过敏者禁用。

乙醇（酒精）：

乙醇可用于皮肤、物品的消毒。70%~75%乙醇用于皮肤擦拭消毒和物品浸泡消毒，如将体温计浸泡30分钟可达消毒作用；95%乙醇用于火焰燃烧的灭菌法。

使用乙醇应注意：乙醇的浓度不同其药理作用不同，使用中要根据使用的目的，选择不同的浓度；乙醇具有挥发性和易燃性，使用时要注意远离火源，安全使用，并要加盖保存于阴凉通风处；定期检测乙醇的浓度，以保证使用的有效性。乙醇有一定的刺激性，不可用于黏膜、皮肤有破溃的伤口上；对乙醇有过敏者禁用。

漂白粉：

漂白粉常用于便器、便池、排泄物等的消毒。一般使用时需要将漂白粉配制成澄清液进行消毒。

常用的浓度及方法：0.5%澄清液用于浸泡茶具、痰盂、便器、便池；1%～3%澄清液用于喷洒或擦拭浴室及厕所等；干粉用于粪便消毒，漂白粉与粪便的比例为：稀便 1∶5，干便 2∶5，将漂白粉放入粪便中搅拌后放置 2 小时，再倒入化粪池。

使用漂白粉消毒要注意：漂白粉杀菌力强，但不持久，久放易失效。应加盖、密封、防潮、避光保存；另外漂白粉有退色的作用，不适合有色衣物的消毒。

漂白粉澄清液配制方法：将含氯量 25% 的漂白粉 10 克加水少许后，搅拌成糊状，然后再加水至 100 毫升，即成 10% 的乳剂，加盖，放置在阴凉处 24 小时，待沉淀后轻轻倒出澄清液 10 毫升，加水至 100 毫升，即成 1% 的澄清液。

碘伏：

碘伏可用于皮肤、黏膜、器械的消毒。

其他：

过氧乙酸、84 消毒剂、健之素消毒剂等。

四、清洁、消毒的原则

1. 先要明确需要清洁、消毒的对象，根据需消毒物品的性质，污染的程度，病原微生物的种类等选择适合的消毒方法和消毒剂。其原则是方法简单、有效、不损坏物品、来源丰富、价格便宜。

2. 了解会影响消毒效果的因素，在消毒中应给充分的重视，以便获得最佳的消毒效果。如微生物污染的数量越多，需要消毒的时间要适当延长。消毒的温度越升高，杀菌的作用越强。不同类型的病原微生物其抵抗力不同，需要区别对待。

3. 对于消毒的效果应经常进行监测，以便保证每次消毒效果的有效性。如对紫外线杀菌灯的检测。

4. 为老年人使用后的物品处理原则

（1）对无感染性疾病的老年人使用过的物品可采用先去污

染，后将物品彻底清洗干净，再进行消毒，然后备用。在养老机构内老年人使用过的物品，绝大多数属于此类。

（2）对患感染性疾病的老年人使用过的物品，应采用双消毒法，先将物品进行初步消毒后，再彻底清洗干净，然后再一次消毒后备用。

第二节 为老年人服务中常用清洁、消毒方法

一、养老护理员的清洁与消毒

（一）手的清洁

养老护理员在对老年人的照护工作中，手的使用频率非常高。因为手上有关节、皱褶、指甲，所以手上就容易带有许多病原微生物。为了老年人和自己的健康，一定要做到饭前、便后、日常活动中经常洗手，以便除去手上的细菌。在对每位老年人进行护理之前和之后都要按照要求认真洗手。在为老年人取食品、准备分发饭菜前要洗手，处理老人分泌物、排泄物以及便器、尿布、痰盂等之后都要及时洗手，以防交叉感染。

手清洁的方法有：

1. 流水洗手法

在流动水下用洗手液或肥皂进行搓洗双手。洗手前取下饰物，将衣袖向上卷起，距离腕关节约10厘米以上。打开水龙头，冲湿双手，涂擦洗手液后搓洗。

搓洗顺序为：双手心相对，手指并拢对搓数次→手指交叉对搓数次→手心对手背搓数次、十指交叉分别对搓双手指缝→两手掌分别包绕对侧手的拇指旋转揉搓数次→双手分别将手指弯曲在另一手心搓洗关节、指尖、指甲→再以环形旋转动作揉搓双手、腕部、前臂（全部揉搓洗时间不少于10～15秒）→再将手指向

下，用流动水将双手冲洗干净，用清洁干毛巾（纸巾）擦干或烘干。

2. 流动水刷手法

用手刷蘸取洗手液（肥皂液），在流动水下分别刷洗手掌、手背、指甲、指缝、手腕、前臂等处，并用流水冲洗净，擦干。

洗手注意点：

（1）洗手或刷手时，身体勿靠近洗手池，以免污水喷溅到自己的衣服。

（2）洗手和刷手都是利用揉搓的机械与化学的作用原理去除手上的污渍和微生物，若揉搓不到，就不能达到减少细菌的作用。因此，洗手要特别注意指尖、手指缝、拇指与小指的外侧的搓洗。

（3）洗手和刷手所用的肥皂和刷子，应保持清洁、干燥。手刷应定期更换。

（4）洗手后所用毛巾、纸巾应采用个人专用。

（5）洗手用流动水。不采用公用脸盆洗手或泡手。

3. 快速手消毒法（消毒液擦手法）

在照护患有感染性疾病的老年人后，或不能及时用流动水洗手时，可选择快速手消毒法，其方法是将手消毒液（70% ~ 75%乙醇、碘伏或手消毒液）挤压数滴于手掌，适量均匀涂抹在整个手掌、手背、手指、指缝等处，双手充分揉搓。

（二）口罩、工作帽使用法

1. 工作帽

养老护理员在为老年人做一些污染较重，或无菌的操作时，应戴好工作帽。做这些操作一般应选择圆帽，戴工作帽时要注意将头发完全遮盖，尤其是前额不要留头发在外。工作帽不用时及时清洗、晒干保存。

2. 口罩

为保护自己和老年人不被感染，养老护理员在进行一些操作时应戴口罩。如为老年人更换被单、打扫房间灰尘等操作。若老年人患有呼吸道感染性疾病有咳嗽、咳痰，或自己患有感冒、咽痛等不适的情况，在为老年人服务时都应戴口罩。

戴口罩要注意：

（1）将口鼻完全遮盖。

（2）戴口罩前、后要洗净双手。

（3）口罩若潮湿或护理了有传染性疾病的老年人后应及时更换。

（4）口罩不用时要及时拿下，不可挂在胸前。

（5）取下的口罩应将清洁面（靠近自己口鼻的面）折叠在内，放清洁的塑料袋中。

（6）口罩应每天更换。拿下的口罩用肥皂水清洗干净，放通风处晾晒。

二、老年人常用物品清洁、消毒法

1．毛巾、抹布、墩布、衣服、被单等布类消毒法

先将物品用肥皂（或洗涤剂）和水清洗干净，再根据需要采用日光暴晒、煮沸和微波消毒即可。墩布、抹布放于通风处备用。

2．床垫、被褥、毛毯、枕头类消毒法

可选择日光暴晒法消毒。

3．老年人餐具消毒

餐具要求按规定的程序进行消毒，严格执行一洗、二清、三消毒、四保洁的制度。一般不使用化学消毒剂。常用消毒餐具的方法有：煮沸法；蒸汽消毒法；红外线消毒柜等。若特殊情况需用化学消毒剂浸泡时，应选择合适的消毒剂浸泡 30 分钟，浸泡后再用水冲洗干净。

4. 便器、痰杯、盆具消毒

此类物品可采用煮沸或化学消毒剂浸泡法进行消毒。

5. 老年人房间空气清洁、消毒

房间空气清洁可采用通风法进行清洁，老年人的居室应定时开窗通风，每日通风不少于 2 次，每次不少于 30 分钟。通风时注意避免对流风和老年人的保暖。

若老年人患有传染性疾病，其房间需要消毒时，可选择用紫外线杀菌灯、消毒剂熏蒸法、喷雾法进行消毒。

三、养老机构内废弃物的处理

废弃物垃圾的处理不当，是导致院内感染的原因之一，在养老机构内工作的每一个从业人员都应该重视垃圾的正确处理。

（一）废弃物的分类

1. 生活废弃物

指日常生活和基建过程中产生的垃圾，包括生活垃圾和建筑垃圾。

2. 医疗废弃物

指在养老护理中及相关活动中产生的具有直接或间接感染性、毒性以及其他危害的废物。这些垃圾使用后不可随意丢弃，应严格按照要求放置，以免因这些物品而造成环境的污染，而导致院内感染。如伤口更换的污敷料，注射器、针头、棉签，血液、痰液、脓液，导尿管和一些药品等。

（二）废弃物的收集、运送

生活废弃物和医疗废弃物应严格分开收集，严禁混放。生活废弃物使用黑色塑料袋收集；医疗废弃物除要求回收的物品外，要使用黄色塑料袋收集；不能用塑料袋收集的废弃物应采用合适的容器收集（锐器应使用防水、耐刺的容器收集）。

废弃物收集后应封闭运送到指定地点，进行处理。

第八章　老年人临终的照护

第一节　老年人临终的照护

一、临终照料概念

临终照料也叫临终关怀。临终关怀在医学上的概念是，对无望救治的老年人的临终照护。它不完全以延长老年人生存时间为目的，而是以提高老年人临终的生存质量为宗旨，对临终老年人采取生活照顾、心理疏导、姑息治疗。重点是控制临终老年人疼痛，减少和缓解临终老年人痛苦，消除老年人和家属对死亡的恐惧和焦虑，维持临终老年人的尊严。也包括对家属在居丧期的心理、生理关怀，咨询教育和其他目的。

二、临终关怀的机构设置

（一）临终关怀组织形式

1. 专门机构，人员配备俱全，设备先进，较专业化的临终病人服务机构。

2. 综合医院中建立的临终关怀病房。

3. 家庭临终关怀病床。

（二）临终关怀机构设置和要求

1. 机构的环境要求明亮、宽敞、安静、温暖。

2. 设施家庭化，被服色彩鲜艳，室内布置图片与鲜花等。

3. 宽敞明亮的活动室，有多种娱乐设备，如电视机等。

4. 家庭式的厨房，可以随时烹调临终病人爱吃的食物。

5. 危重病房设置，一般设置在较安静、少干扰的位置。

6. 适合临终关怀陪伴制，允许家属陪在床边，共同进餐。

7. 满足其特殊要求，允许儿童探望或宠物玩耍等。

（三）临终关怀工作人员要求和配备

对人员要求：

1. 服务人员必须医德高尚，具有同情心、爱心、耐心。

2. 热爱本职工作，具有献身精神。

3. 具有丰富的医护知识人和精湛的技术。

4. 具有心理学知识，必须取得病人和家属的信任。

工作人员配备：

医师（主治医生以上）、护士长、护士、助理护士、养老护理员（负责非医疗服务，作简易护理和日常照料）、社会工作者和义务劳动者。

三、濒死与死亡的概念

（一）濒死

濒死又称临终状态，各种迹象显示生命即将终结，是生命活动的最后阶段。

（二）死亡

死亡是指个体生命活动和新陈代谢的永久终止。临床上当病人呼吸、心脏停搏，瞳孔散大而固定，所有反射均消失，心电波平直，即可宣布死亡。

（三）脑死亡

传统的死亡概念是呼吸停止、心脏停搏。但随着医学科学的发展，对自身心肺功能停止的病人，还可以依靠机器来维持，因此只要大脑功能保持着完整性，一切生命活动都有可能完全恢复。如大脑出现不可逆的破坏即脑死亡，则提示人的生命已经结束。因为脑死亡后人的其他生命活动终将停止，无法逆转。

（四）死亡过程的分期

死亡并不是生命骤然结束，而是一个逐渐进展的过程，一般分为 3 个阶段，即濒死期、临床死亡期和生物学死亡期。

1. 濒死期

此期是死亡过程的开始阶段，这时机体各系统的功能严重紊乱，中枢神经系统脑干以上功能处于抑制状态。

2. 临床死亡期

此期的主要指标为心跳、呼吸停止，各种反射消失，延髓处于深度抑制状态。但各种组织细胞仍有微弱的代谢活动，持续时间极短。

3. 生物学死亡期

此期是死亡过程的最后阶段。这时从大脑皮质开始，整个神经系统及各器官的新陈代谢相继停止，并出现不可逆的变化。整个机体已不能复活。随着生物学死亡期的进展，相继出现尸冷、尸斑、尸僵、尸体腐败等现象。

四、临终老年人躯体变化

（一）循环和呼吸

临终老年人多有循环和呼吸衰竭，常见脉搏跳动快，不规则逐渐变弱而消失、呼吸困难、血压下降等。当桡动脉搏动变弱触摸不到时，可测颈动脉或股动脉；脉搏快慢不一、难以触摸，表明是循环系统衰竭。当老年人呼吸不规律、呼吸变浅变慢，快慢深浅不一、可表明呼吸系统衰竭。出现呼吸表浅、急促、困难或潮式呼吸应立即给予吸氧，病情允许可采取半卧位。

（二）消化与泌尿

可出现呃逆、恶心、呕吐、腹胀，还可发生大小便失禁或便秘、尿潴留等。要注意口腔护理，尿潴留者可留置导尿管，便秘者采取通便的措施，大小便失禁者做好会阴部和皮肤的清洁。

（三）皮肤与骨骼

常见濒死老年人的皮肤湿冷、苍白、发绀，皮肤张力松弛。应维持舒适的体位，勤翻身，注意皮肤、衣服、床单位的整洁、干燥，做好压疮的预防。

（四）面容、视力、语言及听觉

濒死者常见面肌瘦削，皮肤呈铅灰色，鼻翼翕动，双眼半睁呆滞，瞳孔固定，对光反射迟钝。临终前老年人语言逐渐困难，混乱，但听力常常最后消失。因此应避免不良刺激，视力减退时多使用语言和触觉。

（五）神经系统

在濒死状态下若未侵犯中枢神经系统，老年人可以始终保持神志清醒，但病灶侵犯脑部可出现意识模糊、昏睡或昏迷。当出现神志不清、谵语和躁动时要注意安全防止坠床，应使用防护栏、牙垫加以保护。

五、临终老年人的照护

（一）身体舒适的照护

1. 创造清洁、整齐、舒适的休息环境

（1）温度、湿度：保持室内空气的新鲜，冬季温度为 20 ~ 22℃为宜，湿度以 50% ~ 60% 为宜，根据老年人的需要和天气的变化，可以适当调整。

（2）通风：临终老年人居室冬季每日要开窗通风 2 次，注意在通风时不要直吹老年人，如居室位置不好安排，靠窗边的老年人容易吹风，可用窗帘遮挡。

（3）清洁：居室内、外卫生间按时洗刷，防止异味。床单、被罩应根据情况随时清洗更换，便器不要放在床边，用后及时倾倒；有引流者，应按规定时间进行更换引流用具。

（4）物品：物品摆放整齐，暂时不用的衣物存放在衣柜内或由家属带回；室内适当放置一些花卉，给老年人一种温馨、舒适感。

（5）安静：工作人员和家属应随时保持环境的安静，做到"四轻"，不要在老年人面前随便议论病情或他人病情；尊重老年人的要求，不要与老年人发生争执。

2. 皮肤照护

保持床铺、床单、被套清洁、平整、干燥，发现被污物弄脏后，应及时更换；对于尿失禁者应给予留置导尿或使用尿不湿；老年人皮肤出汗时应及时擦干并更换衣服；随时保持老年人皮肤清洁、干燥；不要用破损的便器，无论老年人正常大便或便失禁，为老年人每日作会阴清洁至少1次，每1~2小时为老年人翻身或更换体位一次，必要时可用各种护垫加以保护，防止压疮的发生；养老护理员应做到"五勤"；经常为老年人洗头，一般每周两次；为老年人沐浴或擦身每周1~2次，天热时每天应进行擦洗；保持会阴部的清洁，每日一次；每晚用热水为老年人泡脚。

3. 口腔卫生

每日应给老年人洗漱至少3次，并应在每次进食后协助老年人漱口；危重老年人应及时作好口腔护理。

4. 保证足够的出入量

根据老年人病情，可采取自动进食、喂食、管饲，养老护理员对老年人所进的食物、水分要进行详细的记录。要严密观察老年人的出入量，如尿量、痰量、出汗量及大便次数等。卧床老年人发生大便困难时，可根据情况应用开塞露或灌肠。男性老年人因前列腺肥大，造成排尿困难、排尿次数增加现象，养老护理员在老年人排尿时一定要耐心等待；女性老年人因尿道括约肌松弛，容易因咳嗽、喷嚏而遗尿，应及时更换内裤或尿布。

5. 饮食照护

给予临终老年人的饮食需求应营养丰富、易于咀嚼、消化、吸收的食物;需要帮助喂食时,养老护理员一定要注意其速度、温度,以防呛噎或烫伤老年人;老年人需要鼻饲时,应注意观察管道是否通畅,保持食物、鼻饲物品的清洁卫生。

6. 输液老年人的照护

为了治疗疾病或补充体内营养,需要为老年人输入液体,此时,养老护理员要按护理常规的要求,配合护士注意观察输液情况。需要仔细观察输液的部位,经常注意针眼处有无水肿、渗血和管道接头漏水;要注意输液的速度,一般滴注的速度不得多于每分钟60滴,以每分钟30~40滴为宜,特殊情况下,要根据滴注的药物而定速度,或遵医嘱执行;随时观察老年人输液的反应,如有心悸、气促或其他不良反应,应及时通知医生、护士给予处理。

7. 对谵语和躁动老年人的照护

临终老年人,由于大脑软化和临终前大脑抑制功能降低,可出现谵语和躁动,也可是病情危重的征象。对这类老年人应加强保护,注意安全,床边加用防护栏,以免躁动时发生坠床、摔伤;有谵语时,养老护理员不要紧张,此时,最好请家属共同陪伴老年人,并给予家属安慰。有躁动时,还应防止输入液体的导管被脱出。

8. 对晚期癌症的老年人的照护

医护人员应按计划给予止痛剂,同时养老护理员要配合医护人员做好心理安慰工作。老年人疼痛的同时有出汗、躁动时,要及时擦干汗液、更换内衣,并加强防护,防止发生意外。

(二) 密切观察体温、脉搏、呼吸的变化

养老护理员应观察临终老年人生命体征的变化,遵照医嘱及时为老年人测体温、脉搏、呼吸,发现异常时,及时报告医生、护士，如果老年人体温持续偏低，维持在 36℃ 以下，并且脉搏细弱、呼吸节律不齐，或出现呼吸暂停，血压持续偏低、收缩压低于 90mmHg，这都是生命垂危的表现，应引起高度重视；特别是呼吸的变化，当病人出现呼吸异常时，应立即配合医护人员给予氧气吸入；为保持呼吸道的通畅，备好吸引器。

（三）尊重老年人的特殊习惯

对有特殊信仰的老年人应尊重他们的宗教信仰和宗教习惯，尽量满足临终前老年人的一些宗教要求，配合家属做好一切临终的准备。

（四）临终老年人心理照护

1. 临终老年人心理变化分期

在临终这一阶段，老年人的心态变化比较复杂，往往出现否认、愤怒、协议、抑郁、接受 5 个时期。库布勒·罗斯（F KublerRoss）把临终病人心理分为 5 个期。

（1）否认期：老年人不承认病情恶化的事实，认为搞错了，千方百计了解疾病和预后，往往很敏感，一般为期短暂，抱着侥幸的心理，希望是误诊，有的也会继续否认至死亡。

（2）愤怒期：老年人知道自己病情预后不佳，但不能理解，表现生气和愤怒，心情不好，常发脾气，甚至不接受各种治疗，常迁怒周围的人员。

（3）协议期：病人经过一段时间的心理适应，由愤怒转为妥协，心理上表现为平静，开始接受事实。

（4）忧郁期：病人知道生命垂危，情绪极为伤感，表现出明显的忧郁，深深地悲哀，此期不但要忍受生理上的痛苦，而心理上要忍受将与亲人永别的痛苦，病人十分想念亲人和朋友。

（5）接受期：病人已进入生命的最后阶段，此期病人面对死亡已有所准备，表现平静但十分虚弱，常处于嗜睡状态。

2. 临终老年人的心理支持

在临终这一阶段，无论哪个时期，养老护理员在满足老年人基本生理需要的基础上，尽力满足老年人的心理需要。心理支持着重在以下 3 个方面：

（1）消除对死亡的恐惧：为使临终老年人消除对死亡的恐惧，养老护理员对老年人的经历、业绩要熟悉，与家属一起在老年人神志清醒时进行交谈、安慰老年人，帮助老年人回忆值得纪念的有意义事情、成就，赞美其优秀的品德，可以借助一些名人论述生与死的文章，讲些先驱者的故事等，鼓励老年人，愉快的走完一生；创造环境让家属多探望、陪伴老年人；并鼓励家属配合工作，将家中今后的安排说给老年人听，以免除老年人的后顾之忧。

（2）减轻身体的痛苦：如果临终前老年人受着疾病的折磨而出现痛苦，养老护理员应设法减轻老年人的身体的痛苦，及时将老年人的痛苦告知护士和医生，当老年人有严重疼痛时，配合护士遵医嘱及时给予止痛剂。

（3）避免刺激：临终老年人的视觉开始只能看到近处物体，以后只有光感，眼角常有分泌物积聚，应保持房间光照适宜，避免强光直射，并做好眼睛的保护。老年人的听觉常常最后消失；因此，养老护理员对临终期的老年人仍应注意语言亲切，不要在床旁讨论病人的后事。

（五）临终老年人家属的工作

面对亲人即将亡故，有时家属可能比将要去世的老年人更加悲痛。此时，在临终各阶段养老护理员应做好家属的心理安抚工作。做好家属的工作对临终老年人也是一个安慰，要鼓励家属面对现实，并给家属创造安静的环境，多与亲人在一起的时间，劝阻家属不要在病人床旁大声痛哭，避免对病人的不良刺激，养老护理员诚恳坦率的谈心会减轻家属的忧虑。

第二节　尸体料理

尸体料理是临终照料的重要内容，作好尸体料理，不仅是对老年人人格的尊重，而且有利于家属心灵上的安慰，体现了人道主义精神。

一、目的

保持尸体的清洁、平展、无污物及排泄物流出，维持尸体仰卧睡眠的姿势，面部安详、平和、使家属放心。

二、物品准备

擦洗身体的清洁用具一套（可用老年人原有的洗漱用具），治疗盘一个，（或用专用的尸体料理包）里面备有衣、裤、裹尸单、大单、手套、血管钳、棉球、剪刀、绷带、纱布、胶布（必要时备好隔离衣）。

三、由医生填写死亡通知单

死亡通知单是备家属注销户口、尸体放入太平间和火化时使用。

四、操作程序

1. 劝慰家属，请暂时离开老年人的房间休息，养老护理员戴好口罩、手套、穿隔离衣。

2. 清理及拔除原来安放在老年人身上的各种插管，如气管插管、胃管、导尿管、输液管及其他各种引流管。

3. 清理尸体上各种伤口，去除原来伤口上的敷料更换新的敷料，并用胶布贴好，防止污物外流。

4. 清理床旁各种治疗、护理用具、衣物及生活用品，贵重物品交家属或交护士保管。

5. 保留枕头在老年人头下面，防止因面部充血而面部变色，闭合眼睑及口唇，脱下衣裤，将两上肢放在身体两侧，伸直双下肢，保持死者"仰卧睡眠"的姿势。

6. 擦洗尸体，从面部（将眼睑闭合，如有义齿者，则代为装上）、颈部、前胸、上肢、下肢、会阴部等逐一清洗干净，梳头、更换衣裤。

7. 用止血钳夹好普通棉花做好的棉球，填塞口、鼻、肛门、阴道等处，防止因肌肉松弛造成污物外流，但外观上不可露棉花。必要时用四头带托起下颌。

8. 用尸体单包裹尸体　将尸单放于平车上，将尸体移放在尸单上，包裹时先包裹下端遮盖脚，再将左右两边整齐包好，最后将尸单上端遮盖头部，包好后，用绷带将胸部、腰部（包括两上肢）、踝部固定。将尸体安放在平车上，盖上大单，从头到脚盖好，送至太平间，放入尸体专用箱。

9. 清点老年人遗物交给家属，如家属不在，应由两人共同清点，将贵重物品列出清单，交上级主管保存。

10. 整理老年人在院的各种文件，对老年人的居室进行终末消毒。

第九章　老年人照护文件的书写

一、照护文件书写意义

正确的记录与完备的报告，对采取各种适当的措施是十分重要的。这不仅有助于帮助老年人解决各类问题，而且可以提供资料、分析可能会发生的问题以便采取预防措施，也可作为证据提供必要法律的依据。

二、照护文件书写的原则及要求

（一）书写原则

必须书写及时、明了清晰、语言精练、描述准确全面、抓住观察和照料的重点，有系统性和连贯性，字迹工整，用规范标准进行书写，应做到正确和完备。

（二）书写要求

必须逐页逐项填全各栏项目。署名处签全名。字迹工整、清洁，不写自造字，不得涂改、不得剪贴，用钢笔或签字笔书写，颜色一致。

三、养老服务机构常用的照护文件

包括体温单、血压记录单、体重记录单、出入量记录、老年生活照料记录单（各种服务记录单）、交接班报告记录单。

（一）体温记录

1. 体温单的眉栏部分用蓝钢笔填写齐全，年龄要写实际岁数，页码用蓝钢笔填写。

2. "日期"栏每页第一日应填写年、月、日，其余 6 天不填写年、月、日。如在 6 天中遇到新月份或年度开始时，则应填写年、月、日。

3. 在 40℃ 以上用红钢笔纵行填写入院、转科、出院、死亡时间，（时间一律用中文书写＊时＊分，按 24 小时填写）。如果老年人拒试体温时，应在相应的栏中写"拒试"，相邻的两次体温符号之间用蓝铅笔相连，其连线粗细要均匀、平直。

4. 体温符号

（1）口温用蓝点"·"表示，直肠温度用蓝圈"。"表示，腋下温度用蓝"×"表示。

（2）采用物理或药物降温后，测量的体温以红圈表示，并用红虚线与降温前体温符号相连，下次所测体温与物理降温前的体温符号相连。遇有老年人的体温不升时，在体温单的 34 ~ 35℃ 横线之间用蓝笔纵行书写"不升"两字，曲线断开不连接。

5. 脉搏符号

（1）脉搏用红点表示，心律用红圈表示，相邻两次脉搏用红铅笔相连，其连线要横直粗细均匀。

（2）脉搏若需记录短绌脉，图谱的记录则心律与脉搏之间用蓝铅笔涂满。

（3）脉搏与体温符号重叠于一点时，先画体温，再将脉搏用红圈画于其外，若是肛表，先以蓝笔表示体温，其内以红点表示脉搏。

6. 呼吸记录

呼吸以次数表示，相邻两次呼吸上下交错，填写在相应时间的呼吸栏内。

7. 血压记录当日测量的血压数值，不写单位。

8. 大便记录

每隔 24 小时填写一日大便次数，无大便者记录为"0"，灌肠后有大便者，次数应加短斜线写成1/E，大便失禁用"※"表示。

9. 摄入量、出量、尿量记录在前一日相应的表格内。

10. 体重记录

体重以公斤计算，体重测量的数值用蓝笔填写在体重栏内。凡因各种原因不能测体重，都应填"卧床"，不写单位。

（二）血压记录单

血压记录当日测量的血压数值，不写单位。书写时间以24小时计，上午7时写7：00，下午7时则写19：00。白班用蓝钢笔，夜班用红钢笔书写。

（三）体重记录单

体重以公斤计算，体重的数值用红笔记录在体重栏内，凡因各种原因不能测体重，都应填"卧床"，不写单位。

（四）出入量记录

记录液体出入量是将老年人24小时内的摄入量和排出量记录在液体出入量记录单上。人体在正常情况下，每日液体的摄入量和排出量是平衡的，一旦生病，液体的平衡就会受到影响。对患有心、肾、肺及消化道疾病的老年人详细地记录出入量是十分必要的。

摄入量：饮水量、食物中的含水量、输液及药物等。

排出量：大小便、呕吐液、痰液、呕血、各种引流量、伤口渗出液量等。

摄入食物及排出大便均以克计算，再换算出单位含水量，准确记录。各种排出物，除记录量外，还需要记录颜色、性质。

1. 记录出入量的方法

（1）根据医生的医嘱要求，记录老年人的出入量。

（2）向老年人解释记录出入量的重要性，得到老年人的配合。对需要记录液体出入量的老年人，在床头做一标志，或将出入量记录单挂在床头，以便随时记录。

（3）为了正确记录口服液量，可把量杯或已测过容量的碗、水杯固定使用，食物的含水量应参考食物含水量表以便记录。输液及尿、痰、呕吐物等的记录应按实量记录，不应有误。

（4）记录出量时应用量筒或量杯测量后记。

（5）出入量记录日间用蓝墨水笔记录（8：00～20：00），夜间用红墨水笔记录（20：00～8：00）。每班小结 1 次，次晨 8 时总结 24 小时的液体出入量。总结后用红笔在液体出入量记录单最下一行的下面用红笔画红线，将记录的量告知医护人员或填写在体温单相应栏内。

2. 记录出入量要求

（1）记录要及时、准确、详细、具体，书写时字迹要清楚，记录后要签全名。

（2）凡老年人经口进食的食物、水果及排出物应按克计算，并算出含水量，再记录。

（3）每班在交班前做出小结，每天清晨夜班值班养老护理员总结 24 小时的摄入量和排出量后，告知值班护士，再换一份新的出入量记录单。

记录老年人的出入量是一项细致的工作，为治疗和护理提供可靠的依据，所以，养老护理员一定要加强责任心，把这项工作做好。

（五）生活照料记录单

每天老年人需要的生活照料项目、次数、完成时间要标明，具体内容要清楚、真实、签全名。时间以 24 小时计，上午 7 时写 7：00，下午 7 时则写 19：00。白班用蓝笔，夜班红笔书写。护理主管要定期检查生活照料完成情况后签全名。

（六）交班报告

1. 书写要求

（1）内容要真实，文字简明扼要，字迹清楚，运用医学术语确切，语句通畅，不允许中英文混杂书写，白班用蓝笔，夜班用红笔书写。

（2）对老年人发生的特殊身心变化及采取的措施要及时记录，注意记录化验结果、出入量、血压，用药均应注明单位、浓度、剂量及方法。

（3）报告的第一行顶格书写生命体征，第二行顶格写具体交班的内容。报告两位老年人的情况时，其书写之间应有空行。

（4）护理主管每日检查交班报告，发现问题，责成养老护理员及时改正，每日护理主管在交班报告的右下角签全名。

（5）交班报告保存3年，方可作废。

（6）值班的养老护理员要深入老年人房间，认真负责，全面了解老年人情况后再书写。

2. 书写程序

（1）填写栏目所列各项

（2）根据下列顺序，按房间序号先后书写报告。先写当日出院、转院、死亡，其次新入、转入，危重及有异常情况者，然后写其他注意事项。

（3）对新入、转出、病重、病危、死亡者，交班时诊断只写主要诊断或主要问题，在诊断项目或问题下分别用红笔注明新入、转入、转出、病重、病危、死亡，以示醒目，不得使用引号。

3. 报告内容

（1）首先报告老年人的生命体征，再根据不同变化有侧重地书写具体内容。

（2）新入或转入者写性别，年龄，入院方式；应报告入院时间，主要病种，主要情况和体征，过敏史，生活自理情况，需要提供生活照料项目，注意事项等。

（3）情绪波动、病情变化、其他特殊变化者要随时交班，因健康情况及各种变化不一致，故报告内容应有侧重，应记录主要精神状态的变化，症状和躯体变化情况，采取的相应的措施等。

（4）死亡者，要详细记录病情变化及开始抢救或向上级主管报告的时间，所采取的措施（药物、仪器、心肺复苏、呼叫120、通知家属等）及临床死亡时间。

（5）各种变化者应连续交班3天。